ISBN 978-3-662-27944-1   ISBN 978-3-662-29452-9 (eBook)
DOI 10.1007/978-3-662-29452-9

(Aus der Universitäts-Hals-Nasen- und Ohrenklinik, Charité, Berlin.
[Direktor: Prof. *C. v. Eicken*].)

Zur Diagnose und Therapie der Erkrankungen des Nasenrachenraums[1].

(Das endoskopische Bild.)

Von

Doz. Dr. med. habil. **A. Schulz van Treeck**.

Mit 52 Textabbildungen (55 Einzelbildern).

(Eingegangen am 15. Januar 1944.)

Die gesamte Pathologie und Klinik des Nasenrachenraumes haben in jüngster Zeit zunehmendes Interesse gefunden. Die klinischen Erfahrungen zeigen, daß es sich verlohnt, dem Nasenrachenraum mehr Aufmerksamkeit zu zollen, als ihm bisher zuteil wurde. In einer Reihe von Fällen wurden in Verkennung der Diagnose nutzlose Operationen an der Kieferhöhle, Zähnen, Ohren und Nase ausgeführt. Halsdrüsen wurden röntgenbestrahlt in der Annahme, daß es sich um eine Erkrankung sui generis handelt, ohne daß man ahnte, daß der primäre Herd symptomlos in den Buchten des Epipharynx sich versteckte. Häufig besteht gar kein Hinweis auf eine Erkrankung oder Veränderung im Schlundkopf. Ein Leiden kann auch schon lange bestehen, ehe sich Beschwerden von seiten der oberen Luftwege einstellen und ehe sich mit den üblichen Methoden ein Befund im Nasenrachenraum erheben und ein ursächlicher Zusammenhang finden läßt.

Gräff weist in seinen Schriften darauf hin, daß in den sezierten Fällen von primären Carcinomen der Rachentonsille der äußere Anlaß fehlte, etwa aus klinischer Fragestellung heraus an eine Untersuchung dieses Gebietes heranzutreten. Besonders eindrucksvoll ist auch die große Häufigkeit der Beteiligung des Epipharynx an einer kavernösen Lungentuberkulose. Die klinische Feststellung der Tuberkulose mit Erkrankung des Schlundkopfes ist für die prognostische und therapeutische Beurteilung besonders gelagerter Fälle sicher sehr wertvoll. Erkennt man einen offenen Fall von Epipharynxtuberkulose rechtzeitig, so kann man durch geeignete therapeutische Maßnahmen eine Reaspiration von Tuberkelbacillen aus dem Gebiet des Nasenrachenraumes verhüten.

Die Gefahr des Übersehens bzw. Verkennens eines Krankheitsbefundes in den oberen Luftwegen kann verringert werden, wenn in allen einschlägigen Fällen die Untersuchung des Epipharynx grundsätzlich, nicht etwa nur auf Grund besonderer klinischer Symptome, vorgenommen

---

[1] Herrn Prof. *v. Eicken* zum 70. Geburtstag.

wird. Es mehren sich die Stimmen auch von Klinikern, die auf Grund ihrer Beobachtungen empfehlen, die Aufmerksamkeit in gesteigertem Maße auf die Untersuchung der oberen Luftwege zu lenken. Aus der Praxis ergibt es sich, daß man sich in gegebenen Fällen keineswegs mit einer einzigen Inspektion dieses Gebietes begnügen kann, vielmehr muß man die Untersuchungen wiederholen, wenn man sich keinen diagnostischen Irrtümern aussetzen will.

Wenn wir so manche Erkrankung des Nasenrachenraumes nicht diagnostizieren allein deswegen, weil wir pathologische Veränderungen in diesem Bereich nicht vermuten und deshalb eine gründliche Untersuchung unterlassen, so besteht andererseits kein Zweifel, daß wir auch der schweren optischen Erschließung des Epipharynx Schuld geben müssen, wenn wir eine Veränderung nicht oder zu spät erkennen. Der Nichtfachmann wird kaum je in der Lage sein, eine Untersuchung des Epipharynxraumes mit der indirekten Spiegelmethode vorzunehmen. Der geschulte Rhinologe wird die Diagnose mit allen ihm zu Gebote stehenden Mitteln erzwingen.

Nach einer kurzen Darstellung der üblichen Untersuchungsmethoden will ich über meine Erfahrungen mit dem Postrhinoskop berichten. Die Arbeit will anschließend einen Überblick über die Erkrankungen des Nasenrachenraumes geben, wobei die morphologischen Veränderungen dieses Gebietes an Hand endoskopisch gewonnener Photos im Mittelpunkt stehen sollen. Die Fälle, die besondere diagnostische Schwierigkeiten gemacht haben, speziell die primären bösartigen Geschwülste, werden ausführlicher dargestellt.

Die rückwärtige Nasenspiegelung, die Rhinoscopia posterior, gilt mit Recht als die schwierigste Untersuchungsmethode der oberen Luftwege. Ihre Ausführung mittels des kleinen angewärmten Spiegels erfordert in noch weit höherem Grade persönliche Geschicklichkeit, optische Begabung und Ausdauer als die Laryngoskopie. Die Besichtigung des Cavum retronasale und die Deutung der dort vorgefundenen pathologischen Veränderungen erfolgte erst, als die langersehnte Lösung des Problems der Kehlkopfspiegelung durch *Manuel Garcia* gefunden wurde. Dieser geniale Gesanglehrer ahnte indessen nicht, welche glänzenden Erfolge seine Studien der medizinischen Wissenschaft einbrachten. *Türck* und *Czermak* (1858) gebührt das Verdienst, den Kehlkopfspiegel in einer zweckentsprechenden Weise zur Besichtigung des Kehlkopfinneren und zur Lokalbehandlung der Kehlkopfkrankheiten angewendet zu haben. In einer Abhandlung „Über die Inspektion des Cavum pharyngonasale und der Nasenhöhlen" (1860) veröffentlicht *Czermak* seine bahnbrechende Erfindung der hinteren Nasenrachenspiegelung. Die Methode erfuhr Verbesserungen durch *Semeleder*, *Störck*, *Türck* und *Voltolini*.

Die ursprüngliche Methode der Beobachtung des rhinoskopischen Bildes mittels des kleinen erwärmten Rachenspiegels hat sich bis auf den heutigen Tag erhalten. Es besteht kein Zweifel, daß sie sich in der Mehrzahl der zu untersuchenden Schlundköpfe als absolut brauchbar erweist, wenn auch zugegeben werden muß, daß die ganze Erfahrung und Geschicklichkeit eines routinierten Facharztes dazu gehört, durch Kombination der kleinen, abgeleuchteten Teilbildchen sich einen klaren unzweideutigen Eindruck von den anatomisch komplizierten Verhältnissen des Nasenrachenraumes zu machen. Die Chancen des Gelingens beruhen auf der kunstgerechten Anwendung des Zungenspatels, der behutsamen Führung des Spiegels an die verfügbaren Raumverhältnisse, nicht zuletzt an dem Benehmen des Patienten bei der Untersuchung. Der Anfänger oder Mindergeübte wird gerade bei dieser Untersuchungsmethode oft verzweifelt über das häufige Mißlingen sein und erfahren, daß ein mühevoller Weg dazu gehört, diese Technik zu erlernen. Allein der gute Wille und lange Übung reichen mitunter nicht aus, die mit mehreren Sinnen gleichzeitig gelenkte Verrichtung zu beherrschen. Es gehört zweifellos eine manuelle und optische Veranlagung dazu. Und doch wird es trotz aller Kunst und spezieller Begabung keinen Untersucher geben, dem der Einblick mit dieser Methode immer gelingt. Auch der renommierteste Rhinologe wird sich in so und so vielen Fällen ohne weitere Hilfsmittel mit einer unvollständigen Inspektion, die keinen gewissenhaften Diagnostiker befriedigen kann, begnügen müssen. Die sichere Erfassung des gesehenen Bildes erfordert ein, wenn auch noch so kurzes Verweilen am erspähten Spiegelbild. Ich teile nicht die Meinung, daß ein blitzartiges Erfassen eines günstigen Momentes auch in schwierigen Verhältnissen zum Ziele führt. Man kann sich wohl über gröbere Veränderungen, und zwar über das Vorhandensein und das Ausmaß der adenoiden Wucherungen bei Kindern äußerst schnell informieren; aber feinere Details blitzartig zu erfassen ist unmöglich.

Wenn ich in folgendem von den Schwierigkeiten, die das Gelingen der Postrhinskopie mit dem kleinen Spiegel in Frage stellen, spreche, so meine ich damit nicht die vielen kleinen Klippen, die sich dem Mindergeübten in den Weg stellen, sondern Schwierigkeiten, deren auch der langjährige Praktiker nur schwer Herr wird, bei denen diese Methode ohne weitere Hilfsmittel versagt. Schwierigkeiten erwachsen der Untersuchung durch ungünstige, individuell stark variable Raumverhältnisse und durch ungewöhnliche Steigerung der Reflexerregbarkeit der Schleimhaut des Rachens und des Zungengrundes. Eine große Uvula versperrt den Ausblick auf den Spiegel. Eine übermäßige Hypertrophie der Gaumenmandeln kann die richtige Einbringung des Spiegels stören. Am häufigsten scheitert die Spiegelung wohl daran, daß der Zugang zum Schlundkopf zu eng ist. Uvula und hintere Gaumenbögen sind selbst in erschlafftem Zustand nicht selten der hinteren Rachenwand so nahe, daß auch der kleinste Spiegel nicht ohne Berührung der Schleimhaut an die Stelle gebracht werden kann, wie es die Spiegeltechnik erfordert. Die zur Erfassung des Gesamtbildes erforderliche Drehung und Kantung des Spiegels löst sofort Reflexe aus. Eine plumpe, dicke Zunge und ein Aufbäumen des Zungengrundes unter dem Spateldruck, sind nicht selten schuld an dem Scheitern der hinteren Rachenspiegelung. Man kann bei der ersten Inspektion der Mundhöhle und am Niederdrücken des Zungengrundes schon beurteilen, ob und welche Schwierigkeiten sich dem Untersucher dartun werden.

Abgesehen von diesen subjektiven Schwierigkeiten kann eine vollständige Untersuchung des Nasenrachenraumes auf objektiven Unzulänglichkeiten beruhen, die dann lediglich durch die Methode bedingt sind. Es sind die unteren Nasengänge und der untere Teil des Septums, die durch den weichen Gaumen beinahe stets verdeckt werden. Auch die kraniale Fläche des weichen Gaumens kann entweder gar nicht betrachtet werden oder wird so verkürzt, fast tangential vom Blick getroffen, daß Veränderungen in diesem Bereich nicht wahrzunehmen sind. Die Tubenwülste sind nicht selten kräftig entwickelt und ragen so in den Rachenraum hinein, daß sie die *Rosenmüller*sche Grube verdecken.

Die Demonstration des rhinoskopischen Spiegelbildes durch Mitbetrachtenlassen ist wegen der Kleinheit des Bildes besonders schwierig. Der Student muß sich mit der Methode und der Anatomie recht gut auskennen, ehe er ein ihm demonstriertes postrhinoskopisches Bild auch unter günstigen Verhältnissen in sich aufnehmen kann.

Im Laufe der Zeit sind verschiedene ergänzende Behelfe ersonnen worden, um die indirekte Spiegelung auch unter schwierigen Verhältnissen anwenden zu können. Um den weichen Gaumen von der hinteren Rachenwand abzuziehen und in einer für die Untersuchung günstigen Lage zu halten, sind Gaumenhaken konstruiert worden. *Czermak* selbst gab den ersten stumpfen, senkrecht abgebogenen Haken für diesen Zweck an. *Voltolini*s Instrument hat am Ende zwei flügelartige Fortsätze, die ein seitliches Abdrängen der Uvula verhüten sollten. Eine Verbesserung stellten diese Behelfe jedoch nicht dar und sind deshalb auch nicht in Anwendung geblieben. Sie erfordern das Zugreifen von drei Händen. Nur selten ist ein Patient so intelligent, das Herunterdrücken seiner Zunge mit dem abgewinkelten Zungenspatel selbst zu übernehmen.

Einen Fortschritt brachten die fixierbaren Gaumenhaken. Ein von Praktikern gern angewendetes Verfahren, wenn sie auf alle Fälle die Inspektion erzwingen und einen therapeutischen Eingriff vornehmen wollen, ist die Fixation des Palatum molle mittels eines durch die Nasengänge und dann wieder zum Mund herausgeführten weichen Gummischlauches. Die Enden des Gummischlauches werden an einem Metallbügel, der an der Oberlippe zu liegen kommt, straff angezogen eingeklemmt (*Hoopmann*scher Velotraktor). Alle diese Ergänzungsbehelfe sind umständlich und für den Patienten unangenehm. Es haftet ihnen auch der Übelstand der Einengung des Gesichtsfeldes durch die Hilfvorrichtung selbst oder die dadurch hervorgerufenen Würgebewegungen an. Eine Verletzung der leicht blutenden Schleimhäute ist manchmal nicht zu vermeiden.

Die Palpation des Nasenrachenraumes sollte nur in Ausnahmefällen Anwendung finden, wenn die Spiegelmethode aus den oben angeführten Gründen versagt und man sich beispielsweise über die Konsistenz einer Geschwulst schnell orientieren will. Man sollte dabei aber nie vergessen, daß diese Prozedur dem Patienten ungeheuer peinlich ist. Sie löst heftige Würge- und Brechreflexe aus. Nur behutsamstes und ruhiges Vorgehen kann dem Patienten wenigstens Schmerzen ersparen. Allzu großer diagnostischer Wert ist dieser Methode nicht beizumessen. Der tastende Finger kann nur grobe Veränderungen registrieren, nicht aber feinere Details.

Zur Betrachtung des Nasenrachenraumes fand auch die direkte Besichtigung ohne Zuhilfenahme eines Spiegels Eingang. Ein geschlossenes oder halboffenes starres Rohr wird gleich dem autoskopischen Verfahren der Larynxuntersuchung bei starker Rückwärtsneigung des Kopfes zwischen der hinteren Rachenwand und weichem Gaumen eingeführt. Ein besonderes Verdienst um diese Untersuchungsmethode hat sich von *Gyergyay* erworben. Man kann mit Hilfe dieser Technik einen großen Abschnitt des Nasenrachens überblicken, besonders den Schlundkopf mit der Rachenmandel und die seitlichen Partien. Wenn nicht besonders weite Verhältnisse vorliegen, bleiben dem betrachtenden Auge Teile des Septums und der Choanen verborgen. Im Vergleich zur indirekten Spiegelung ist die Umständlichkeit und die Unannehmlichkeit der Methode nicht gering.

Die Röntgenologie des Nasenrachenraumes hat die Aufgabe, die üblichen Untersuchungsmethoden zu ergänzen. Wir verfügen in der von *Heinz G. A. Bayer* angegebenen seitlichen Stereoaufnahme des Nasenrachenraumes und in den Schichtaufnahmen dieses Gebietes über ein diagnostisches Verfahren, das manches Licht in Unklarheiten bringen und differentialdiagnostische Schwierigkeiten klären kann.

Ich betrachte den Schlundkopf als ein starres Hohlorgan mit einem schlitzförmigen Zugang. Für diesen Raum, der der Untersuchung wie oben angeführt, recht beträchtliche Schwierigkeiten machen kann, habe ich auf Grund meiner langjährigen Erfahrungen in der Cystoskopie und Thorakoskopie und in Fortführung meiner Studien der Photographie des Trommelfelles ein endoskopisches Untersuchungsverfahren ausgearbeitet. Weiter unten soll zusammenfassend über Versuche und Methoden gesprochen werden, die früher oder anderwärts mit dem endoskopischen Verfahren gemacht wurden. Bewußt wählte ich den Weg der endoskopischen Betrachtung vom Munde her, da wir hier das uns durch die indirekte

Spiegelmethode vertraute Bild erblicken können. Ich brauchte keine Rücksicht auf die Rohrstärke zu nehmen, sondern konnte zugunsten der Helligkeit und Bildschärfe ein weitlumiges Optikrohr benutzen. Das Instrument kann vom Mund her die größtmöglichen Exkursionen vollbringen, um alle Innenflächen des Hohlkörpers betrachten zu können: nach vorn zu die Choanen, nach hinten die Rachenwand, das Rachendach mit Rachenmandel oben, unten den weichen Gaumen und seitlich die Tubenpartien.

Seit der Erfindung des Cystoskops durch *Nitze* (1879), das in seiner ursprünglichen Form nur geringen optischen Ansprüchen gerecht wurde, hat die endoskopische Untersuchungstechnik auf Grund der weitergeführten Entwicklung des Instrumentes in den folgenden 60 Jahren einen ungeahnten Aufschwung genommen. Das größte Verdienst um die Verbesserung des Gerätes in bezug auf die Steigerung der Helligkeit hat sich *Ringleb* seit 1908 in unermüdlicher Arbeit im Verein mit den Jenaer optischen Werkstätten erworben. Vor *Ringlebs* maßgeblicher Verbesserung handelte es sich lediglich um ein Übersichtsgerät mit einer ungewöhnlich kleinen Eintritts-

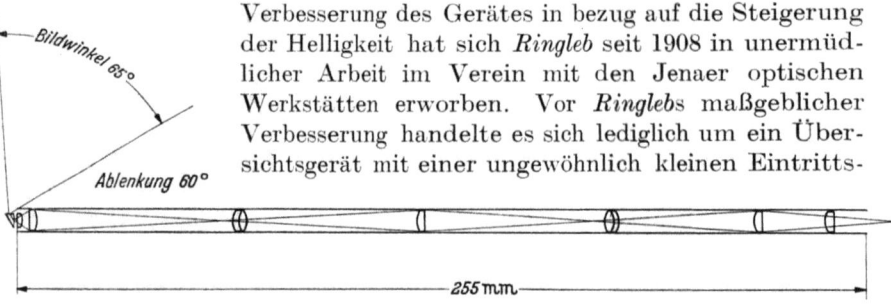

Abb. 1. Schematischer Schnitt durch das Postrhinoskop mit eingezeichnetem Strahlengang.

pupille, starker Verkleinerung des Gesichtswinkels und einer Austrittspupille ungenügender Größe. Für meine Zwecke verwandte ich als optische Ausrüstung das von *Ringleb* angegebene lichtstarke optische System. Da mein Instrument vom Mund eingeführt werden sollte, brauchte ich auf die Größe des Rohrdurchmessers keine Rücksicht zu nehmen. Die Größe der Eintrittspupille kommt der Helligkeit und der Bildschärfe zugute. Durch Einschaltung von Umkehrprismen erhält man ein aufrechtes, seitengleiches Bild. Es werden also die gleichen optischen Verhältnisse vermittelt, wie man sie von der Spiegeluntersuchung her gewöhnt ist. Durch anatomische Studien und Messungen habe ich errechnet, daß die Übersicht bei der Betrachtung des Nasenrachenraumgebietes am besten ist, wenn die Blickrichtung des optischen Systemes nicht senkrecht nach oben, sondern retrograd in einem Ablenkungswinkel von 60° gestellt ist. Der Bildwinkel beträgt 65°. Die optische Achse ist 255 mm lang. Bei einem Objektabstand von 3 cm, bei dem etwa die größte Bildschärfe liegt, findet eine zweifache Vergrößerung statt. Ich habe bei der Konstruktion meines Instrumentes das lichtstärkste optische System gewählt, um einerseits mit einer sparsamen Lichtquelle auszukommen, andererseits um dieses Untersuchungsgerät auch gleichzeitig zur Aufnahme photographischer Bilder verwenden zu können. Dabei sollte die Belichtungszeit auf ein Mindestmaß herabgesetzt werden, so weit es die optische Einrichtung des Untersuchungsgerätes gestattete. Für die spezielle Verwendbarkeit des Instrumentes zur Untersuchung des Nasenrachenraumes mußten Zusatzvorrichtungen angebracht werden, die den besonderen Verhältnissen des Epipharynx gerecht wurden, und zwar so unkompliziert, wie es irgend ging. Das Gerät mußte mit einer Beleuchtungsvorrichtung versehen werden, die den Schlundkopf genügend ausleuchtet, sich nicht oder nur wenig erwärmt und dem Objektiv keine Sicht nimmt. Es mußte eine Fixationsmöglichkeit haben, um ein sicheres Arbeiten zu gewährleisten und einen Gaumenhaken, um den Epipharynxeingang zu entfalten. Die Konstruktion mußte auch darauf Bedacht nehmen, daß die Objektivlinse beim Einführen nicht durch Speichel- oder Nasensekrete verschmiert wird. Das Endoskop

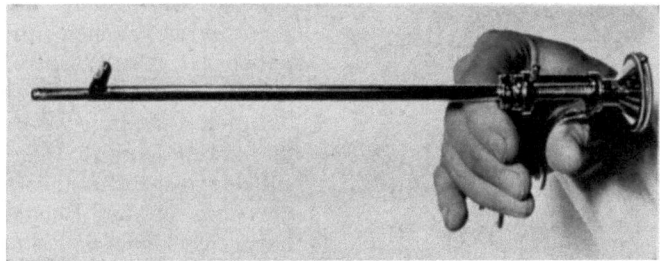

Abb. 2. Haltung des Postrhinoskops mit durchgeschobener Optik.

sollte unbedingt mit einer Hand zu bedienen sein, um die zweite für therapeutische Eingriffe freizuhalten. An der ursprünglichen Konstruktion, die ich bereits in der 1. Auflage des Hals-Nasen-Ohrenatlas [1] veröffentlichte, hat sich nichts geändert. Das Objektivrohr, das das optische System beherbergt, ist in einem zweiten Rohr federnd beweglich eingeschoben. In geschlossenem Zustand ist die Linse verdeckt. Sie kann durch Daumendruck an dem Riegel unterhalb des Okulars durch Zusammenpressen einer kleinen Feder etwa 2 cm weit herausgeschoben werden. Dadurch ist es möglich, die Optik jeweils in die den individuell verschiedenen Raumverhältnissen angepaßte günstigste Stellung zu bringen. Die Lampe ist auswechselbar an dem Außenrohr angebracht, und zwar in der gleichen Neigung nach hinten wie der retrograd gerichtete Blickstrahl. In geschlossenem Zustand hat der Lampenkopf das Aussehen eines kleinen gekrümmten Fingers. Er dient als Gaumenhaken. Die Birne leuchtet nach vorn und oben, da die Lampenfassung nach hinten geschlossen ist. Sie ist gegen Wärme isoliert eingekittet. Die Isolation ist so ausgezeichnet, daß der Patient, selbst wenn das Instrument

---

[1] Leipzig: Georg Thieme 1940.

länger als eine Viertelstunde dem weichen Gaumen anliegt, überhaupt keine Wärmeeinwirkung verspürt. Die Glühbirne kann mit einer Taschenlampenbatterie oder mit einem Transformator von 4—6 Volt gespeist werden. Das Zuführungskabel wird durch einen Kontaktstecker am Außenrohr befestigt. Das Instrument ist überall glattwandig, rund und wird wie jedes Cystoskop nach dem Gebrauch durch Abwaschen und Einlegen in Sublimatalkohol gesäubert. Dabei wird das Optikrohr aus dem Außenrohr herausgezogen.

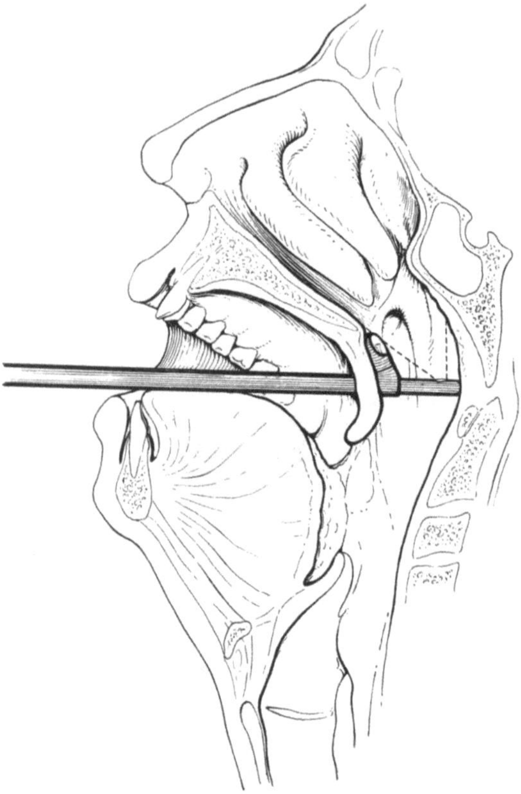

Wir benutzen das Instrument in Fällen, bei denen die indirekte Spiegeluntersuchung nicht den geforderten genauen Einblick gegeben hat. Den Würgereflex mindern wir durch Einträufeln einiger Tropfen Psikain oder Pantokain in jede Nasenseite. Der Patient soll das Oberflächenanästhetikum, das ihm in den Rachen fließt, herunterschlucken. Nach etwa 1 Min. ist die Anästhesie ausreichend, um das Instrument einzuführen. Man kann selbstverständlich den Rachen und die Hinterwand des weichen Gaumens mit einem psikaingetränkten Rachenpinsel anästhesieren. Wir ziehen das Einträufeln vor, weil es bequemer ist. Bei dem Auspinseln des Rachens können bei Anwesenheit eines Tumors oder Ulcerationen leicht Blutungen auftreten, die die Untersuchung beeinträchtigen. Das Instrument wird in

Abb. 3. Mediananschnitt durch den Gesichtsschädel. Durch den halbgeöffneten Mund ist das Postrhinoskop in den Nasenrachenraum eingeführt. Der Gaumenhaken, der auch gleichzeitig die Lampe trägt, zieht den weichen Gaumen nach vorn. Das Objektivrohr ist durchgeschoben. Die gestrichelten Linien geben den Bildwinkel des Objektivs wieder.

geschlossenem Zustand eingeführt. Vor dem Einführen muß die Linse auf Körpertemperatur gebracht werden. Entweder taucht man die Spitze des Instruments in körperwarmes Wasser oder erwärmt die herausgeschobene Linse über einem Spiritusflämmchen. Dabei ist zu beachten, daß das Instrument niemals direkt in die Flamme hineingehalten werden darf, sondern in einigem Abstand darüber. Durch Überhitzung würde der Linsenkitt schmelzen und das Instrument unbrauchbar werden. Wir kontrollieren die

Wärme vor dem Einführen genau so wie einen angewärmten Kehlkopfspiegel in der Hohlhand. *v. Gyergyay* hat nachgewiesen, daß das Würgen von der Hinterwand und von dem Hebemuskel ausgeht. Durch Überdehnung der Gaumenmuskulatur speziell des M. levator veli palatini wird der Würgereflex stark gemindert bis aufgehoben. Wir führen also das vorgewärmte und leuchtende Instrument so ein, daß der als Lampenträger konstruierte Gaumenhaken links oder rechts von der Uvula möglichst hoch hinter das Gaumensegel greift und durch Zug nach vorn die Muskulatur anspannt. Das Einführen gelingt genau so einfach, als wenn wir einen Gaumenhaken oder einen kleinen Langenbeckhaken einsetzen. Der Kopf des Patienten ist etwas nach hinten geneigt. Er liegt ratsamerweise der Kopfstütze oder der Wand an. Man fordert den Patienten auf, ruhig und gleichmäßig tief zu atmen. Die Zunge wird mit einem Mundspatel heruntergedrückt, so daß man den Mesopharynx gut übersehen kann. Wir brauchen kein reflektiertes Licht, sondern betrachten uns die Mundhöhle und die Rachenwand mit Hilfe des leuchtenden Instruments. Nachdem wir das Instrument behutsam in der oben beschriebenen Weise eingeführt haben, schieben wir das Objektivrohr durch Daumendruck heraus und geben dadurch den Blick frei. Wir sehen nun in gestochen scharfen Konturen, plastisch und in leuchtenden Farben die Gebilde des Nasenrachenraumes. Durch Stellungswechsel ergibt es sich fast von selbst, ein Übersichtsbild oder vergrößerte Teilbilder des Epipharynx zu beobachten. Der gespannte M. levator dient als Hypomochleon, um welches das Postrhinoskop vertikale, horizontale und rotierende Bewegungen ausführen kann. Berührt das Instrument die oberen Zahnreihen und schieben wir die Optik nicht allzuweit vor, so erhalten wir ein Übersichtsbefund, wie ihn die Abb. 5 etwa wiedergibt. Senken wir das Instrument, so macht die Optik am kurzen Hebelarm eine Aufwärtsbewegung, und wir können dabei die Choanen und die Oberfläche des weichen Gaumens ableuchten. Schieben wir die Optik weiter heraus, so erhalten wir ein vergrößertes Teilbild einer Choane (s. Abb. 18). Rotieren wir das Instrument nach links oder rechts, so können wir die Tubenlippen und Tubenöffnung der entsprechenden Seite nebst *Rosenmüller*scher Grube besichtigen (s. Abb. 7—12). Die Untersuchung ist ein ästhetischer Genuß für den, der noch nie durch ein endoskopisches Gerät geschaut hat. Der Student bekommt sofort einen plastischen, unvergeßlichen Eindruck von diesem interessanten und räumlich reizvollen Gebiet. Zu Demonstrationszwecken ist es ohne weiteres möglich, das Instrument länger als eine Viertelstunde im Rachen zu belassen, ohne daß der Patient dadurch nennenswert belästigt wird. Die Studenten können nacheinander ein normales Rachenbild oder pathologische Veränderungen eingehend betrachten.

Wir können auch bei bestehender Kieferklemme endoskopisch untersuchen, wobei der Zahnabstand bei geöffnetem Mund nicht größer als bleistiftdick zu sein braucht. Es gelang uns auf diese Weise des öfteren, differentialdiagnostisch weiterzukommen. Wir konnten nachweisen, daß die Kieferklemme durch entzündliche Veränderungen in der Flügelgaumengrube oder durch maligne Tumoren in diesem Gebiet verursacht wurde. Durch Beobachtung normaler Epipharynxverhältnisse konnten wir den Schlundkopf als ursächlichen Herd der Kieferklemme ausschließen. Bei Kindern ist man ab und zu genötigt, den Nasenrachenraum einer genauen Besichtigung zu unterziehen. Mit der gewöhnlichen, indirekten Spiegeluntersuchung stößt man hier bekanntermaßen auf fast unüber-

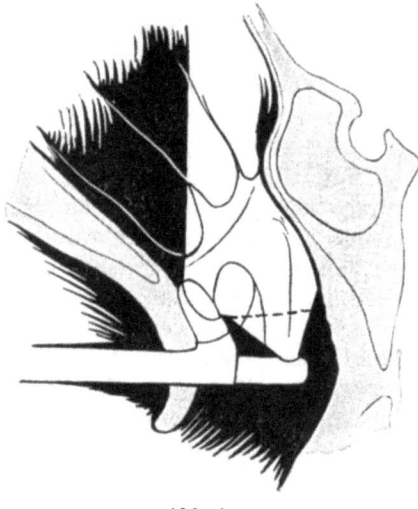
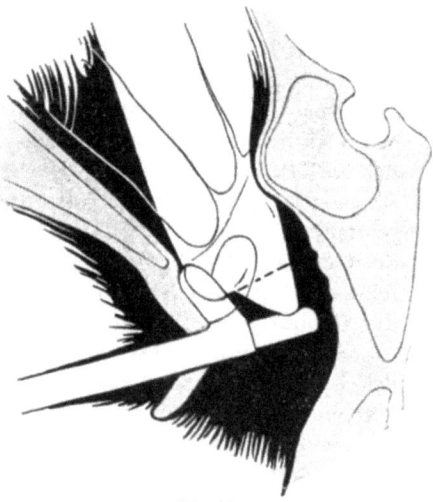

Abb. 4a. Schematischer Schnitt durch den Nasenrachenraum mit eingezeichnetem Lichtkegel und Bildwinkel. Bei dieser horizontalen Haltung des Instrumentes betrachten wir das Rachendach und hauptsächlich die obere und untere Muschel.

Abb. 4b. Die Abb. 4b zeigt die Betrachtungsverhältnisse bei gesenktem Instrument. Wir übersehen so die ganze Choanalöffnung einschließlich der unteren Muschel.

windliche Schwierigkeiten. In fraglichen Fällen hat uns auch hier das Instrument weitergeholfen. Mit demselben Instrument ist eine Postrhinoskopie bis zu 3 oder 2 Jahren herab ohne weiteres möglich. Verständige ältere Kinder werden in der oben beschriebenen Weise anästhesiert, jüngere, bei denen man eine Inspektion unbedingt erzwingen will, versetzt man für die Zeit der Untersuchung in einen verlängerten Chloräthylrausch. Wir vermochten auf diese Weise, um nur einen Fall herauszugreifen, bei einem 4 Jahre alten Kind eine einwandfreie endoskopische Untersuchung durchzuführen. Der dort erhobene Befund ließ das Vorliegen einer Meningocele vermuten, während der Nasenbefund von vorn die Diagnose eines großen Polypen nahelegte. Der weitere Krankheitsverlauf bestätigte unsere endoskopisch gestellte Diagnose.

Zur Diagnose und Therapie der Erkrankungen des Nasenrachenraums. 85

Es soll späterhin an Hand einiger interessanter Krankheitsfälle im einzelnen berichtet werden, in welchen das Postrhinoskop Wegbereiter für die richtige Diagnose war.

Wir verwenden das Instrument nicht nur, um Diagnosen optisch zu stellen, sondern es gelingt dank der einhandlichen Bedienung, diagnostische und therapeutische Eingriffe unter Kontrolle des Auges vorzunehmen. Wir dirigieren den Tubenkatheter zielsicher ins Tubenostium, wenn es infolge besonderer anatomischer Verhältnisse einmal nicht gelingen will, diese Prozedur blind tastend auszuführen. Wir legen den Schlingen-

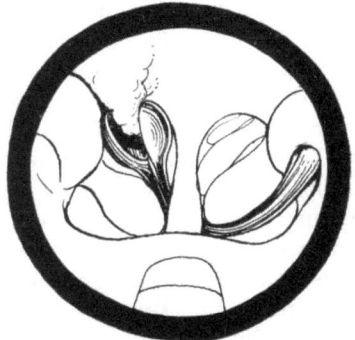

Abb. 4c. Beispiel einer Probeexcision mit der Doppelcurette von der Nase aus. Durch den rechten mittleren Naseneingang ist von vorn her eine Doppelcurette nach *M. Schmidt* eingeführt. Ein Stück verdächtiges Gewebe wird unter Sicht aus der *Rosenmüller*schen Grube entfernt. Durch den linken unteren Naseneingang ist ein Tubenkatheter eingeführt. Der Schnabel liegt korrekt im Tubenostium.

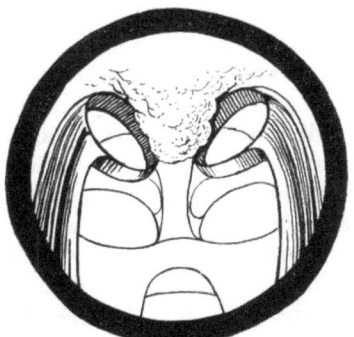

Abb. 4d. Beispiel einer Probeentnahme einer verdächtigen Geschwulst mit der Nasenrachenzange nach *Juracz*. Das Instrument ist vom Mund her eingeführt. Die geöffneten Branchen umfassen einen Teil des Tumors. Das Instrument wird nun unter Sicht geschlossen und Geschwulstgewebe von der geplanten Stelle scharf abgesetzt.

draht korrekt über mächtige Hypertrophien der hinteren Muschelenden, und vermögen exakte Probeexcisionen aus jeder beliebigen Stelle, entweder mit einer feinen, durch die Nase geführten Doppelcurette oder vom Mund her mit einer abgebogenen Nasenrachenzange zu machen. Für diesen Zweck läßt sich auch ein Ringconchotom oder eine Siebbeinstanze verwenden.

Über den Wert der Photographie pathologischer Befunde, sei es nun für die Forschung, für den Unterricht oder auch um den Erfolg der Therapie zu verfolgen und dokumentarisch festzuhalten, dürfte wohl kein Zweifel sein. Das Postrhinoskop läßt sich im Verein mit der von *Henning* angegebenen Spiegelreflexkamera zu photographischen Aufnahmen verwenden. Bei dieser Kamera handelt es sich um einen für diesen Zweck umgebauten Photoapparat, den ich seit langem als Universalkamera für die Trommelfell- und Kehlkopfphotographie benutze. Dank des lichtstarken Objektivs und der großen Eintrittspupille des Postrhinoskops und dank der verhältnismäßig großen Glühbirne, die man nach Bedarf durch geringe Überbelastung heller aufleuchten lassen kann, gestaltet sich die Photographie der Gebilde des Nasenrachenraums denkbar einfach. Die Kamera wird durch Schraubverschluß an das Objektiv befestigt. Das Instrument kann nun in der oben beschriebenen Weise eingeführt werden. Im Spiegelreflexbetrachter wird das gewünschte Objekt, entweder das Übersichtsbild vom Nasenrachenraum — und darum wird es sich wohl in den meisten Fällen handeln — oder eine Tubenlippe oder das rückwärtige Dach des weichen Gaumens eingestellt. Die Tiefenschärfe des optischen Systems ist derart, daß eine besondere Scharfeinstellung nicht vonnöten ist. Je nach dem verwendeten Filmmaterial, speziell seine Sensibilität, variiert die Belichtungszeit bei Schwarz-weiß Material zwischen $^1/_2$ und $^1/_{50}$ Sek. Da wir das Instrument einschließlich Kamera fest in der Hand haben, ist es ohne weiteres möglich, auch bei einer Belichtungszeit von $^1/_2$ Sek. unverwackelte Bilder zu erhalten. Der hochempfindliche Film hat neben dem Vorteil der geringeren Belichtungszeit leider den Nachteil, daß er auch trotz sorgfältigster Behandlung bei der Entwicklung recht grobkörnig ist, ein Umstand, der bei der Vergrößerung sich unangenehm bemerkbar machen kann. Die Abb. 5—10 sind beispielsweise mit dem hochempfindlichen Ultrapanfilm mit $^1/_{50}$ Sek. belichtet aufgenommen. Bei den anderen Bildern habe ich den Isopanfilm F mit 17/10 Din benutzt. Je nach der Helligkeit der Lampe ist die Belichtungszeit $^1/_2$—$^1/_{10}$ Sek. Die weiter hinten abgebildeten Photos sind etwa auf das 8fache des Originalnegativformates vergrößert. Farbaufnahmen lassen sich ohne weiteres ermöglichen. Verwendet habe ich dabei den Agfa-Color-Kunstlichtfilm mit einer Belichtung von $^1/_2$ Sek. Ein Beispiel einer Farbaufnahme ist im Atlas der Hals-Nasen-Ohrenheilkunde veröffentlicht. Die Schwarzweiß-Darstellung ist für die meisten Fälle ausreichend. Zudem haben wir hierbei die Möglichkeit, vergrößerte Abzüge in beliebiger Menge herzustellen.

Schon bald nach der Einführunt des Cystoskops durch *Nitze* wurde die endoskopische Untersuchungsmethode in unser Fach einzuführen versucht *(Zaufal, Valentin, Marschik)*. Durch mehrfache Verbesserungen an dem Instrumentarium bezüglich der Belichtungslampen und Linsensysteme hat es praktisch nur immer eine geringe Verwendung gefunden. Die Instrumente waren verhältnismäßig plump mit zwei seitlich der Optik angebrachten Lampen und mit einer rechtwinklig nach unten abgelenkten Blickrichtung. Auf die besonderen Verhältnisse des Nasenrachenraumes war es eigentlich nicht zugeschnitten. Vielmehr untersuchte man mit diesem Instrument den Kehlkopf und benutzte es gleichzeitig für den Nasenrachenraum, indem man die Optik nach oben kehrte. Die Einsicht in den Epipharynx mußte immer unvollkommen sein und die Betrachtung nur ausnahmsweise gelingen. Der Einblick in die Choanen, besonders der unteren Abschnitte, war nie möglich. Den erhofften Nutzen haben alle diese Instrumente nie gebracht und sind früher oder später der Vergessenheit anheim gefallen. Die Betrachtung mit einem Endoskop (Salpingoskop) durch den Nasengang, die in letzter Zeit durch *Zöllner* speziell zur Untersuchung der Tubenpartien ausgebaut wurde, liefert ausgezeichnete Bilder und läßt schon geringfügige Veränderungen in Form und Farbe mit Sicherheit erkennen, die bei der Spiegeluntersuchung leicht übersehen werden. Abgesehen davon, daß es die Nasenrachenraumverhältnisse nicht so zeigt, wie wir es von der rückwärtigen Rhinoskopie her gewöhnt sind, sind auch dieser Untersuchungsmethode in erster Linie durch Unwegsamkeit der Nasengänge Grenzen gesetzt.

Das normale postrhinoskopische Bild.

In der oben beschriebenen Weise führen wir den leuchtenden Gaumenhaken hinter das erschlaffte Gaumensegel hoch hinauf ein, so daß er fast auf den hinteren Rand des harten Gaumens zu liegen kommt. Durch Zug nach vorn spannen wir den M. levator an.

Unsere Betrachtung beginnt mit den markantesten Merkmalen der hinteren Nasenpartie, mit den Choanalöffnungen. Der Bildausschnitt ist so groß, daß wir den vorderen, oberen Abschnitt des Epipharynx mit einemmal überblicken können. Wir brauchen also nicht erst wie bei der indirekten Spiegelung mit Details anzufangen, etwa mit dem hinteren Septum als Orientierungsposition, um von da aus Schritt für Schritt weitere Teilbilder aufzufangen. Hier im endoskopischen Bild präsentiert sich uns der Nasenrachenraum mit einer erwähnenswerten Schärfe und Tiefenwirkung. Der Beobachter, der räumlich zu sehen begabt ist, wird ohne weiteres den Unterschied zwischen dem flächenhaft wirkenden Spiegelbild und der Plastik im Postrhinoskop, die für die diagnostische Beurteilung nicht ohne Belang ist, feststellen können. Die folgenden Schwarz-weiß-Photogramme lassen meines Erachtens an Plastik nichts zu wünschen übrig. Und doch reichen sie an die Tiefenwirkung und Klarheit des farbig gesehenen Bildes nicht heran. Die Retina des Auges ist sensibler als die träge Filmemulsion, bei der sich der Lichtabfall in der Tiefe schon störend bemerkbar macht.

Das Septum erscheint normalerweise als eine dünne, vertikale Leiste von blaßgelbroter Farbe. Sie läuft genau in der Mittellinie und scheidet die hintere Nasenöffnung in zwei symmetrische, hochovale Choanalöffnungen. Wir sehen, daß die Septumleiste je nach der individuellen Form des Schlundgewölbes bald schlanker, bald gedrungener erscheint und sich nach oben zum Keilbeinkörper und nach unten beim Übergang in den weichen Gaumen verbreitert. Diese untere Septumpartie und der untere Choanalrand ist bei der indirekten Spiegeluntersuchung ohne Gebrauch besonderer Hilfsmittel nie zu sehen. Geringe Schleimhautverdickungen zu beiden Seiten des Septums, bald oben, bald mehr in der Mitte gelegen, sind keine Seltenheit. Sie sind noch als physiologisch zu bezeichnen. Bei chronischen Katarrhen und Nebenhöhleneiterungen nehmen diese polsterartigen Schleimhautverdickungen unter Umständen eine solche Größe an, daß dadurch allein schon eine freie Nasenatmung

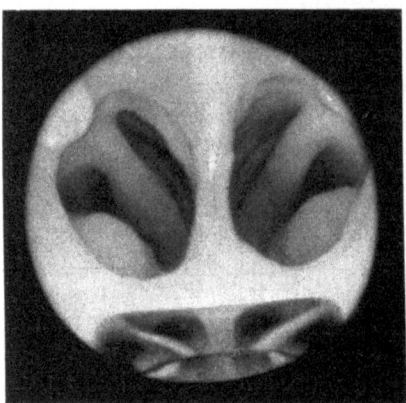

Abb. 5. Photographie eines normalen Choanalbildes. Durch Herabziehen des Velums ist der untere Choanalrand und das ganze Septum zu sehen. Die Muscheln sind schlank. Die Nasengänge gut durchgängig.

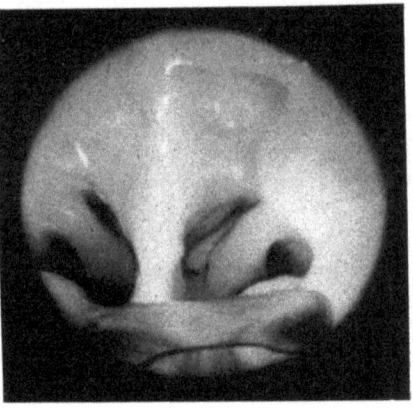

Abb. 6. Photographie desselben Epipharynxraumes. Einstellung des Rachenraumes. Das Bild zeigt an Stelle des Rachenmandelpolsters glatte Schleimhaut. Seitlich von der Mittellinie flache Ausbuchtungen. Darstellung der oberen Muschel links.

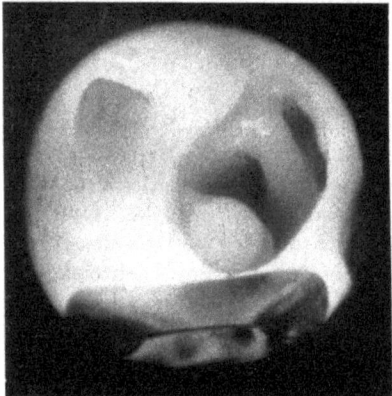

Abb. 7. Einstellung der rechten Tubenmündung, in die man weit hineinblicken kann. Zarte Längsfältelung der Tubenschleimhaut. Man beachte den lateralen Ansatz der mittleren Muschel.

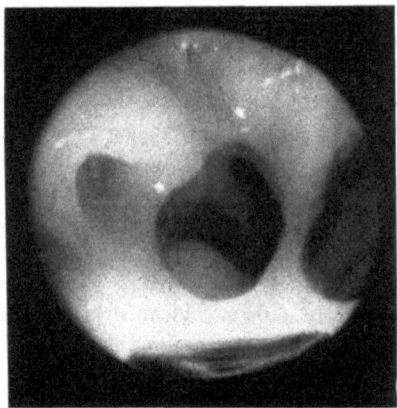

Abb. 8. Einstellung des rechten Tubenwulstes und der *Rosenmüller*schen Grube. Die vordere Tubenlippe bildet als flache Falte den lateralen Choanalrand.

gestört ist. Bei der glatten Hypertrophie sehen wir keulenförmige, flügelartige, auch herzförmige Wülste, die, wie in der Abb. 17 zu sehen ist, den oberen Gang weitgehend einengen. Interessanterweise findet man gerade auf der Nasenseite, die durch Schwellungskatarrhe des Muschelgewebes unwegsam ist, die stärkere Hypertrophie, vgl. Abb. 13. Hier ist die Schwellung des hinteren Septumendes fast nur rechtsseitig. In der Abb. 29 ist der hintere Nasenteil einer rechtsseitigen Oberkieferresektion

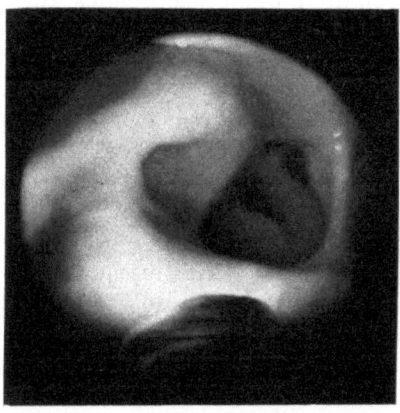

Abb. 9. Rechter Tubenwulst in einem normalen Nasenrachenraum. Zwischen vorderer und hinterer Tubenlippe sieht man den kräftigen Levatorwulst im Beginn des Schluckaktes. Die Tube ist weit geöffnet.

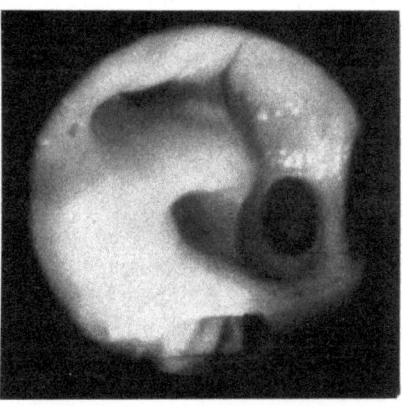

Abb. 10. Rechte Tubengegend. *Rosenmüller*sche Grube hier nur ein enger, tiefer Spalt. Vom Tubenwulst und von der hinteren Tubenlippe ziehen Bindegewebsstränge zur Rachenwand.

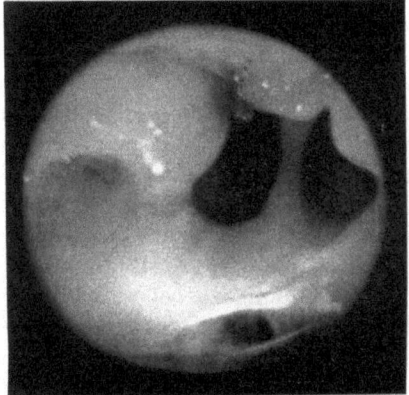

Abb. 11. Hochgradig entzündliches Ödem der rechten Tube. Der Tubenwulst ragt in die Choanalwand hinein. Auffällige Verbreiterung der vorderen Lippe. Tubenlumen zugeschwollen. Die Öffnung ist durch ein kleines Grübchen angedeutet.

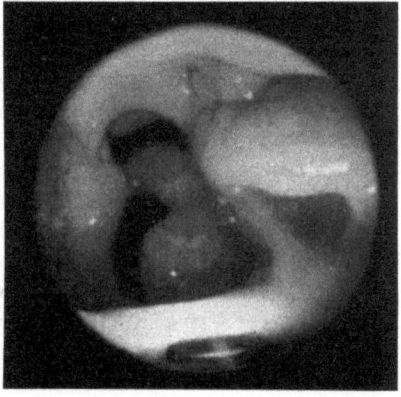

Abb. 12. Linke Tubengegend mit einer Tonsille tubaria. Bei sonst völliger Involution der Rachentonsille sieht man im Rec. pharyngeus eine kleine Anhäufung adenoiden Gewebes als Nebenbefund.

mit totaler Ausräumung aller Muscheln abgebildet. Die Septumschleimhaut zeigt nun auf der operierten Seite nur eine eben angedeutete Verdickung, während auf der nichtoperierten Seite links sich eine polsterartige Verdickung befindet. Die Silhouetten der Choanen zeigen individuelle Variationen, die von dem Bau des Schlundkopfes abhängig sind. Sie sind bald höher, bald breiter. Asymmetrien fallen bereits in den Bereich des Krankhaften, vgl. Abb. 30. Vergleichend anatomisch wäre es sicher interessant, die möglichen Varianten des Choanalbildes durch Photos zu belegen. Um jedoch den Umfang des Abbildungsmaterials nicht noch mehr zu vergrößern, verweise ich daher zum Studium der Formmannigfaltigkeit auf die folgenden Bilder, die neben krankhaften Veränderungen das Choanalbild teilweise unverändert zeigen. Durch narbige Veränderungen, speziell bei spezifischen Erkrankungen, Lues, Tuberkulose, Sklerom usw. können die Choanalöffnungen stark eingeengt werden. Besteht eine luische Septumzerstörung, so sehen wir nur ein einziges, meist stark eingeengtes Choanalloch.

Von lateral her ragen die hinteren Enden der Nasenmuscheln in das Choanallumen hinein. Die Muschelenden sind von graurötlicher Farbe und haben je nach ihrem Schwellungszustand eine kolben-birnen- oder kugelförmige Gestalt. Die zwischen den Muscheln verlaufenden Nasengänge sind deutlich abzusuchen. Durch Senken des Instrumentes und durch weiteres Vorschieben der Optik erhalten wir ein stark vergrößertes Teilbild und können unter guter Beleuchtung das Naseninnere jeder Seite tief hinein betrachten. Heben wir das Instrument wieder und lassen den Daumendruck nach, so erscheint das Rachendach (s. Abb. 6). Nicht selten geht das Septum auf die Prominenz des Keilbeinkörpers über. Es entstehen dadurch im Fornix zweiseitliche Ausbuchtungen, wodurch man den Eindruck gewinnt, als ob die Nasenscheidewand sich auf das Rachendach fortsetzt. Am Rachendach breitet sich die Rachenmandel aus (Tonsilla pharyngea). Bei Erwachsenen besitzt sie infolge häufiger Entzündungen ein zerklüftetes, unregelmäßiges Aussehen oder man erkennt nur Leisten und Buchten mit Resten von adenoidem Gewebe. Bei Kindern und Jugendlichen sehen wir das Rachenmandelpolster in wechselnder Größe. Die perspektivische Verkürzung bei der Besichtigung des obersten Teiles des Cavum pharyngonasale tritt bei der endoskopischen Untersuchung längst nicht so in Erscheinung wie bei der indirekten Spiegelung. Wir können daher mit dem Postrhinoskop den wirklichen Grad einer Rachenmandelhypertrophie beurteilen. Bei der Rhinoskopia anterior unterschätzen wir nicht selten die wahre Größe des adenoiden Gewebes.

Die Seitenwand des Pharynx mit den Tubenlippen und der Mündung der Tuba pharyngo-tympanica betrachten wir durch geringe Links- oder Rechtsrotation des Endoskops. Die Abb. 7—10 zeigen die Tubenlippen und -öffnungen verschiedener Personen ohne besonderen Befund. In der Abb. 3 sehen wir ein hohes Rachendach und einen breiten Zwischenraum zwischen dem Tubenwulst und dem Schlundgewölbe. Die *Rosenmüller*sche Grube ist hier flach und verstrichen im Gegensatz zur Abb. 10, bei der der obere konvexe Rand nur durch einen spaltförmigen Zwischenraum vom Rachendach getrennt ist. Am obersten Pol und am äußeren linken Bildrand erkennt man je einen Bindegewebsstrang — Synechien — zum Rachendach bzw. zur hinteren Rachenwand ziehen. Auf diesen Abbildungen sieht man deutlich, wie die Tubenmündung sich nach vorn zu den Choanen und nach unten hin öffnet. Die vordere Tubenlippe ist nur eine dünne Falte, während sich die hintere Tubenlippe als starker Wulst darstellt. Besteht ein entzündliches Ödem der Tube, wie es die Abb. 11 zeigt, bei der besonders die vordere Lippe geschwollen ist, so können wir nicht mehr in die Tubenöffnung hineinsehen. An Stelle der Tubenöffnung bemerken wir nur ein kleines Grübchen. In diesem Fall besteht ein akuter, seröser Tubenmittelohrkatarrh. Bei richtiger Position des Instrumentes und bei normalen Verhältnissen können wir bis weit in das Tubenlumen hineinsehen, wie es etwa die Abb. 7 zeigt. Zustatten kommt uns hierbei der Gaumenhaken, der auch gleichzeitig Lichtquelle ist. Die Tubenöffnung wird durch Dehnung des M. levator entfaltet. Wir haben immer dort das hellste Licht, wo wir es gebrauchen. Die Tubenöffnung, die häufig dreieckig, seltener kreis- oder halbmondförmig ist, zeichnet sich, abgesehen von der Schattenwirkung, durch hellere Tönung von der übrigen Schleimhaut ab. Wir sehen in diesem Bezirk meist zarte Gefäße verlaufen. Nicht selten findet man hier einige mit dem Tubenkanal parallel verlaufende kleine Schleimhautfalten. Die obere Begrenzung des in das Gesichtsfeld vorspringenden oberen Tubenwulstes wird von dem Tubenknorpel gebildet. Bisweilen sehen wir zwischen dem oberen Tubenwulst und der Pharynxwand, in dem Recessus pharyngeus, die Tonsilla tubaria, die recht verschieden groß ausgebildet sein kann.

Unterhalb der Tubenmündung zieht von lateral nach medial, in den weichen Gaumen übergehend, ein breiter schräger Wulst, der von dem M. levator veli palatini gebildet wird. Die Motilität der Tuben beim Schluckakt können wir auch bei liegendem Instrument beobachten. Der Levatorwulst spannt sich an. Die hintere Tubenlippe wird nach abwärts und hinten abgedrängt. Wir konnten einige Male beobachten, wie die Tube sich beim Schluckakt öffnete und dabei Eiter aus der Öffnung herausfloß. In diesen Fällen handelte es sich um eine eitrige Otitis media.

Senken wir das Instrument wieder und spannen das Gaumensegel stark an, so gewinnen wir einen guten Überblick über die kraniale Fläche des weichen Gaumens. Fordern wir den Patienten auf, bei dieser Stellung des Instrumentes zu schlucken, so haben wir das Bild des sich zusammenziehenden Sphincters. Der Verschluß des Epipharynx wird, wie man hier deutlich beobachten kann, nicht nur durch Anlegen des weichen Gaumens an die hintere Rachenwand erzielt, sondern der Abschluß geht durch konzentrische Kontraktion der Rachenmuskulatur vonstatten. Dabei wird betont, daß die Patienten in keiner Weise gewürgt haben. Bisher war es mit keiner Methode möglich, den Verschlußmechanismus direkt zu beobachten.

Adenoide Wucherungen.

Allein durch die Rhinoscopia anterior gelingt es in den meisten Fällen, besonders bei etwas älteren Kindern und Erwachsenen, das Vorhandensein einer Rachenmandelwucherung festzustellen. Bei enger Nase jedoch oder bei einem Schwellungskatarrh der Muscheln ist eine adenoide Wucherung im Nasenrachenraum von vorn nicht zu beurteilen. Wir wenden die hintere Rhinoskopie an, die aber auch in so und so vielen Fällen, besonders bei kleinen Kindern, nicht zum Ziele führt. Die endoskopische Untersuchung mit dem Postrhinoskop leistet uns hier gute Dienste, zumal die indirekte Spiegelung uns — wie oben erwähnt — des öfteren über den Grad der Einengung durch ein Mandelpolster täuschen kann. Wir erleben es, daß wir bei einer Adenotomie eine beträchtlich große Rachenwucherung entfernen können, während die Spiegeluntersuchung uns zweifeln ließ, ob wir eine Adenotomie vornehmen sollten oder nicht. Wenn wir wegen äußerer Umstände auf eine Inspektion des Nasenrachens bei Kindern verzichten zu können glaubten und die Adenotomie nur auf Grund anamnestischer Erhebungen ausführten, erleben wir auch einmal das Gegenteil, daß wir entweder gar kein Gewebe oder nur unbedeutend wenig herausschneiden konnten. Im postrhinoskopischen Bild sehen wir vom Rachendach her geschwulstartige Massen, die die Choane in verschiedenen Ausmaßen verlegen. In ausgeprägten Fällen reicht die Wucherung soweit nach unten und nach lateral, daß vom Septum nur wenig und von den Tubenwülsten gar nichts zu erkennen ist. Die Abb. 14 zeigt eine starke, gelappte Hypertrophie, die deutlich eine mediane und zwei seitliche Furchen erkennen läßt. Nur durch das Herabziehen des weichen Gaumens vermögen wir in das Naseninnere heineinzuschauen. Wir erkennen hier die Muscheln, beschattet, ohne Besonderheiten. Die Muscheln sind schlank, und daher ist der obere und untere Nasengang gut luftdurchgängig. Die Tubenöffnungen sind von adenoidem Gewebe zugedeckt. Es besteht ein Tubenmittelohrkatarrh mit einer starken Retraktion des Trommelfells beiderseits. Wir werden hier mit einer ausgiebigen Adenotomie die behinderte Nasenatmung schlagartig bessern. Die Abb. 13 zeigt eine nicht so hochgradige Hypertrophie der Rachenmandel. Gleichzeitig besteht eine chronische Rhinitis mit diffuser Schwellungshypertrophie aller Muschelenden und Verdickung der Septumschleimhaut. Im mittleren linken Nasengang sehen wir Sekretblasen als Zeichen eines exsudativen Katarrhs. Die Adenotomie ist auch hier erforderlich, nur wird der Erfolg hier nicht so prompt zutage treten, da die chronische Rhinitis noch beseitigt werden muß, um völlige und bleibende Luftdurchgängigkeit zu erzielen. Die Abb. 15 zeigt eine mittelgroße Hypertrophie der Rachenmandel, die etwa bis zur Hälfte des Septums herunterreicht. Sie ist nicht gelappt wie die beiden oben dargestellten Wucherungen, sondern ist von glatter, feinkörniger Oberfläche. Die histologische Untersuchung dieser Wuche-

Zur Diagnose und Therapie der Erkrankungen des Nasenrachenraums.

rung ergab eine Tuberkulose. Die tuberkulöse Erkrankung der Rachentonsillen ist aus dem makroskopischen Befund nicht ohne weiteres zu

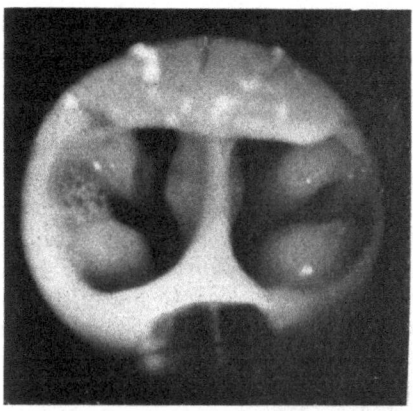

Abb. 13. Gelappte Hypertrophie der Rachentonsille mäßigen Grades. Chronische Rhinitis. Schwellungskatarrh der Muscheln. Polsterartige Verdickung der hinteren Septumschleimhaut. Trübe, schleimige Sekretion.

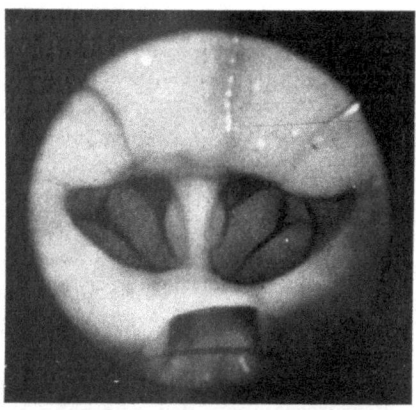

Abb. 14. Hochgradige gelappte Hypertrophie der Rachentonsille. Die Tubenwülste sind verdeckt. Man erkennt eine mediane und zwei seitliche Furchen. Der Einblick in die Choanen ist nur durch extremes Herunterziehen des Velums ermöglicht.

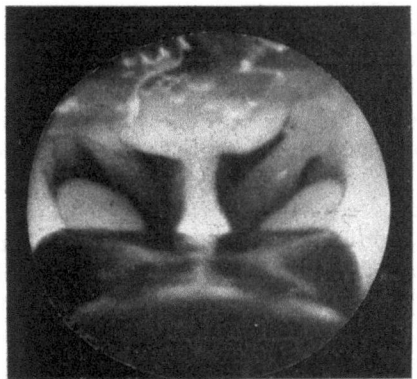

Abb. 15. Nicht gelappte Formen der Rachentonsillen-Hypertrophie. Das oberflächliche grobkörnige Mandelgewebe reicht bis zur Mitte des Septums herunter. Behinderte Nasenatmung. Adenotomie. Histologisch: Tbc.

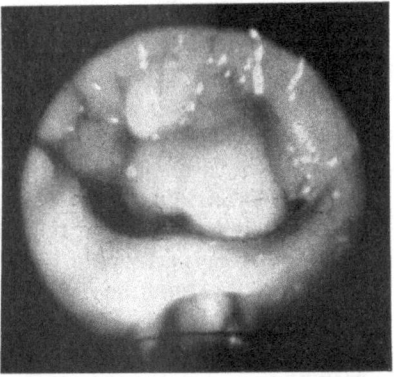

Abb. 16. Rachenmandelhypertrophie von besonders großem Ausmaß. Der Epipharynxraum ist durch knotige Tumormassen ausgefüllt. Differentialdiagnostisch ist an ein Neoplasma zu denken. Hier normales adenoides Gewebe.

diagnostizieren. Laut statistischen Angaben finden wir in 3—5% der exstirpierten Rachenmandeln eine Tuberkulose vor, die wahrscheinlich auf einem primären Infekt beruht. Der Verlauf ist harmlos, und der Prozeß bleibt in der Hauptsache auf das Tonsillengewebe beschränkt.

Wir können aber auch in selteneren Fällen ein ganz anderes Bild der Rachenmandelhypertrophie beobachten. Mächtige Tumormassen hängen, ohne eine Symmetrie erkennen zu lassen, vom Rachendach herunter und engen den Nasenrachenraum von allen Seiten ein. Es ergeben sich hier differentialdiagnostische Erwägungen zwischen einer einfachen Hypertrophie und einem Neoplasma. Nur die feingewebliche Untersuchung kann hier Klarheit schaffen. Bei so ausgedehnten Hypertrophien macht die operative Behandlung mitunter Schwierigkeiten. Mit dem üblichen Pharynxtonsillotom oder mit dem *Beckmann*schen Ringmesser ist den Geschwulstmassen meist nicht beizukommen. Man schafft nur Teile der Geschwulst auf diesem Wege fort. Bei der Abb. 16 handelt es sich um eine 16jährige Patientin, die schon dreimal auswärts ohne Erfolg adenotomiert wurde. Eine radikale und elegante Methode zur Beseitigung des adenoiden Gewebes besteht darin, daß man zunächst das Septum bis zum Vomerende nach hinten submukös reseziert. Mit einem langen Spekulum kann man nun von einer Nasenseite aus durch Beiseiteschieben der nunmehr beweglichen Nasenscheidewand die Geschwulstmassen im Epipharynx tadellos übersehen und sie mit der Schlinge oder mit einem Conchotom sauber bis in die *Rosemüller*sche Grube hin abtragen. Die Patientin wurde auf diese Weise operativ behandelt. Die Nasenatmung war sofort frei, und es ist bisher zu keinem Rezidiv gekommen.

Ein Fünftel aller Kinder zeigen Rachenmandelwucherungen, besonders im Alter von 3—12 Jahren. Bei der Entstehung der Wucherung spielt sicher auch die Vererbung eine Rolle; denn wir sehen häufig nicht nur Geschwister an demselben Leiden erkranken, sondern erfahren auch, daß die Eltern in ihrer Jugend adenotomiert worden sind. Die Folgen bzw. Begleitkrankheiten sind allgemein bekannt. Es besteht Neigung zu heftigen Katarrhen in der Nase und der oberen Luftwege, Neigung zu Tubenkatarrhen und Mittelohrentzündungen, Störungen des Gehörs. Besteht die Hypertrophie über längere Zeit und wird nicht behandelt, so finden wir Abnahme der Intelligenz, Deformation des Gesichtsskeletts, Veränderungen des Gesichtsausdrucks, Erweiterung des Brustkorbes im Sinne eines Emphysems und Hemmung der Geschlechtsdrüsenentwicklung.

Rhinitis chronica, Polyposis, Nebenhöhleneiterung.

Die chronische Rhinitis und Nebenhöhleneiterung verändern auch das postrhinoskopisch gewonnene Bild des hinteren Nasenabschnittes in charakteristischer Weise. Die Veränderungen sind dort mitunter eindeutiger als im vorderen Abschnitt, so daß wir ohne genaue Inspektion des Nasenrachenraumes niemals den Grad und die Ausdehnung der Muschelschleimhaut bzw. Nebenhöhlenerkrankung beurteilen können. Die chronische Rhinitis läßt Veränderungen verschiedenster Art an der Nasenschleimhautauskleidung der gesamten inneren Nase erkennen.

Wir unterscheiden eine diffuse Hypertrophie, eine papilläre, fibröse und endlich eine polypöse, cystenartige Form. Im Fall der Abb. 17 sehen wir eine diffuse Hypertrophie allein der Septumschleimhaut. Eine mächtige, kartenherzförmige Verbreiterung engt den oberen Nasengang ein, die Muscheln selbst sind schlank und ihre Schleimhaut normal zart, so daß das Skelett der Muskelknochen darunter noch recht deutlich zu erkennen ist. Die Patientin hatte dauernd das Gefühl der verstopften Nase, obwohl die vordere Rhinoskopie kaum eine Veränderung an der Nasenschleimhaut erkennen ließ. Es mag hier nebenbei erwähnt werden, daß es für das Gefühl der freien Nasenatmung vielmehr darauf ankommt, daß der mittlere und obere Nasengang für den Luftdurchtritt frei ist. Die freie Luftpassage durch den unteren Nasengang genügt allein nicht. Befreien wir den Patienten von dem Atmungshindernis im mittleren und oberen Nasenabschnitt, so hat er erst das Gefühl der unbehinderten Nasenatmung. Ich verweise hier auch auf Abb. 21 und 22. Bei dem Patienten wurden massenhaft Polypen aus dem vorderen Nasenabschnitt und im unteren Nasengang entfernt. Obwohl man von vorn her bis auf die hintere Rachenwand sehen konnte und der untere Nasengang absolut durchgängig war, hatte der Patient noch nicht das Gefühl der freien Nasenatmung. Er sprach auch noch stark nasal. Wie wir auf dem endoskopischen Bild sehen, befinden sich noch massenhaft kleine Polypen im oberen und mittleren Nasengang, vom hinteren Siebbein stammend, die bei der vorderen Rhinoskopie nicht zu sehen waren.

Die Abb. 18 zeigt den papillären Typus der Schleimhauthypertrophie bei einer chronischen Rhinitis. Die Oberfläche sowohl der unteren als auch der mittleren Muschel ist dicht mit kleinen halbkugeligen Erhebungen besetzt. Ganz ähnliche Veränderungen finden sich auch an der hinteren Septumschleimhaut, besonders rechts. Diese Hypertrophien zeichnen sich durch eine Blässe aus, die auf der Armut von oberflächlichen Capillaren und subepithelialem Ödem beruht. Auf den Abb. 19 und 20 sehen wir das häufigste Bild der papillären Form der chronischen Rhinitis. Eine maulbeerartige, fein- bis grobhöckerige Schwellung des hinteren Endes der unteren Muschel, die meistens beidseitig angetroffen wird, ragt weit aus der Choanalebene heraus. Die Hypertrophie kann so hochgradig werden, daß sie die ganze Choanalöffnung verdeckt und daß die kugeligen Geschwülste hinter dem Septum einander berühren.

In der Abb. 19 sehen wir am Rachendach im Bereich der Rachentonsille symmetrische Narben und Eindellungen. An der chronischen Entzündung im Falle Abb. 20 ist auch die Fornixschleimhaut beteiligt. Sie zeigt eine samtartige, hochrote Schwellung. Während bei der Rhinitis chronica simplex die Schwellung lediglich auf einer Hyperämie beruht und man diese Schwellung in kurzer Zeit durch Adrenalin oder Cocain abschwellen kann, sehen wir bei der chronischen hyperplastischen Form keine oder nur geringe Schrumpfungen eintreten.

Ein anderer Typus der chronischen Rhinitis ist gekennzeichnet durch diffuse polypöse Hypertrophien der mittleren und unteren Muschel, speziell

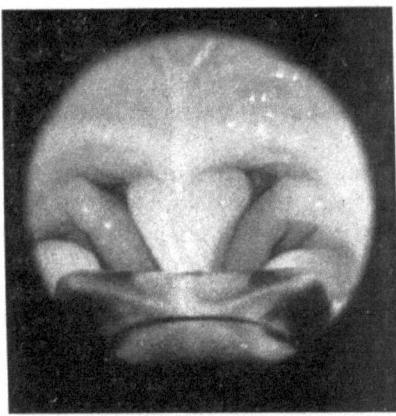

Abb. 17. Diffuse Hypertrophie des hinteren Septumendes. Flügelartige, kartenherzförmige Polster versperren den freien Luftdurchtritt durch den oberen Nasengang. Die Muscheln zeigen normales Aussehen.

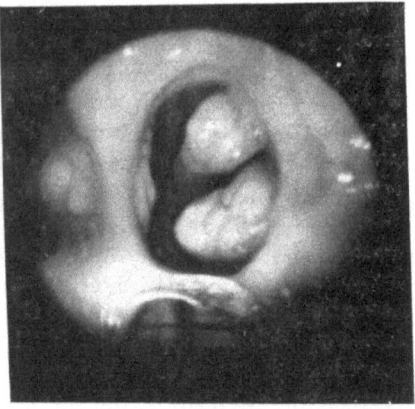

Abb. 18. Chronische Rhinitis. Papillärer Typus der Hypertrophie der Muschelenden und der Septumschleimhaut. Naheinstellung der linken Choane.

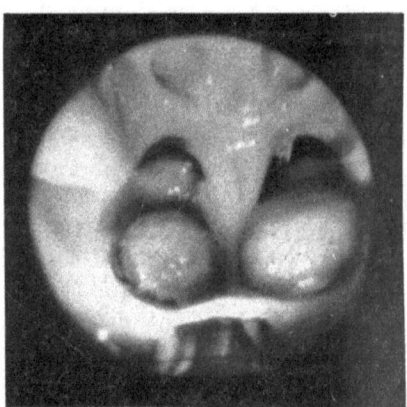

Abb. 19. Chronische Rhinitis. Feinpapilläre Hypertrophie der Muschelenden. Kugelig Schwellungen, die die Choanalebene überragen. Ihre Oberfläche ist sagokornartig. Narbenfeld am Rachendach.

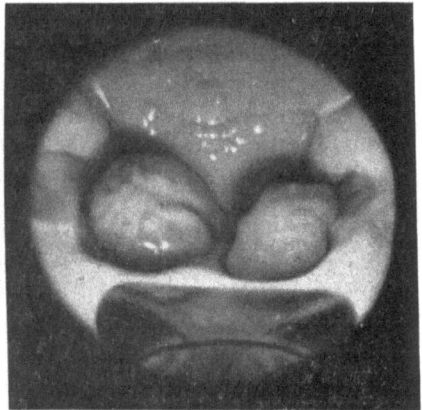

Abb. 20. Chronische Rhinitis. Enorme grobpapilläre Hypertrophie der hinteren Muschelenden. Die kugeligen Auswüchse liegen vor den Tubenöffnungen und berühren sich hinter dem Septum.

an ihren hinteren Enden (s. Abb. 23 u. 24). Auch die Schleimhaut der Nasenscheidewand ist hierbei meistens an der diffusen Hypertrophie beteiligt. Man sieht bei starker Vergrößerung an der Oberfläche der glasigen, ödematösen Schwellung ein feines weißliches, bienenwabenartiges Netzwerk. Je nach ihrem Reizzustand sind diese polypösen Hypertrophien

Zur Diagnose und Therapie der Erkrankungen des Nasenrachenraums. 97

einmal mehr ödematös, ein andermal mehr kompakt. Das Sekret ist hierbei trüb, schleimig, nicht eitrig.

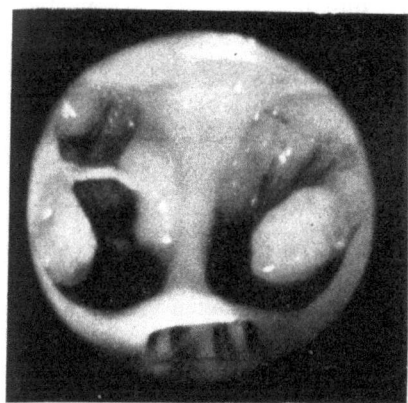

Abb. 21. Chronische Sinusitis und Polyposis der Nebenhöhlen. Hypertrophie der unteren Muscheln und der rechten Septumschleimhaut. Hintere Siebbeinpolypen verdecken die mittleren und oberen Muscheln.

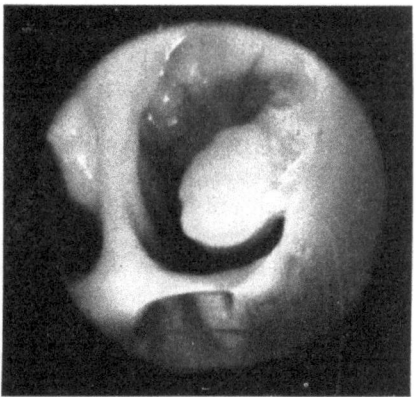

Abb. 22. Naheinstellung der linken Choane desselben Falles der nebenstehenden Abbildung. Die vielen Siebbeinpolypen waren von vorn nicht zu sehen. Schleimeiter an der Basis der unteren Muschel.

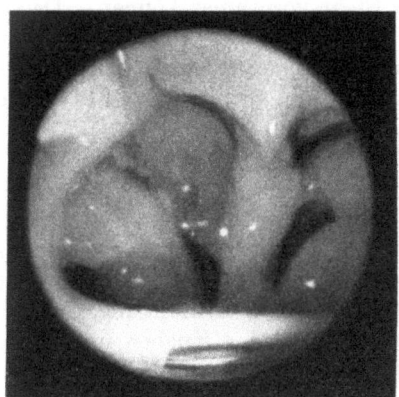

Abb. 23. Diffuse, polypöse Hypertrophie aller Muscheln und der Septumschleimhaut. Vasomotorische Rhinitis. Glasig, rötlich blaue Schwellungen, die die Nasenatmung auf den jeweiligen Reiz prompt verlegt.

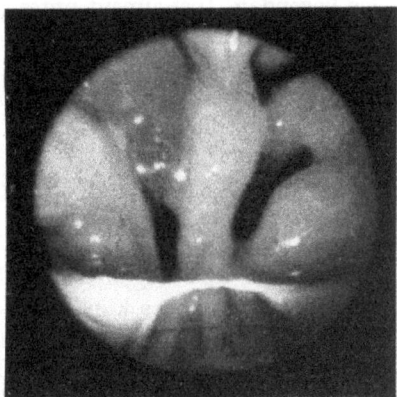

Abb. 24. Naheinstellung des Septums und der anliegenden hinteren Muschelenden desselben Falles der nebenstehenden Abbildung. Glasiges Ödem. Serös-schleimige Sekretion.

Eine fibromatöse Form der Hypertrophie sehen wir in Abb. 25. Die Oberfläche ist spiegelglatt, häufig düster rot und undurchsichtig. Nach Form und Lage könnte man sie mit einem Choanalpolypen verwechseln. Allein das undurchsichtige kompakte Aussehen läßt eine fibromatöse Geschwulst vermuten. Bei diesem Patienten handelt es sich um eine operativ geschlossene Gaumen-Lippenspalte. Der weiche

Gaumen war durch Narbenzug sehr rigide und der Abstand von der hinteren Rachenwand so klein, daß man mit einem Spiegel unmöglich postrhinoskopieren konnte. Wir sehen auf dem Bild eine Nasenscheidewandverbiegung nach links. Der hintere Vomerabschnitt ist etwas aus der medialen Ebene gedreht, so daß wir auf die linke hintere Septumfläche sehen können. Am Rachendach in Verlängerung der Scheidewand nach oben beobachten wir eine Einsenkung — Bursa pharyngea.

In Fällen von Nebenhöhleneiterungen können wir unter endoskopischer Betrachtung gut den Ursprung der Eiterung verfolgen, besonders, wenn es sich um Siebbein- oder Stirnhöhleneiterungen handelt. Polypen sehen wir entweder solitär als Choanalpolypen (s. Abb. 26), vereinzelt oder in Massen. Unter endoskopischer Sicht können wir die Schlinge um den Choanalpolypen legen oder den *Lange*schen Haken richtig an den Polypen anlegen. Kleinere Polypen des hinteren Siebbeins lassen sich durch Einführen einer Doppelcurette von vorn oder einer Siebbeinstanze von Mund aus korrekt und ausgiebig entfernen.

Die vielen therapeutischen Möglichkeiten zur Behandlung der chronischen Rhinitis sind allgemein bekannt und finden deshalb hier keine besondere Darstellung. Erwähnt sei nur, daß wir Ätzungen mit Argentum oder Trichloressigsäure, Stichelungen oder galvanokaustische Ätzungen bei liegendem Instrument unter guter Sicht vornehmen können. Da die hypertrophischen Wucherungen der hinteren Muschelenden häufig auf dem Boden einer Nebenhöhleneiterung entstehen, werden wir zunächst die Eiterung sanieren, ehe wir zu dem radikalen Mittel der Resektion des hinteren Muschelendes greifen.

Nasenrachenfibrom, Choanalrandpolyp.

Das Nasenrachenfibrom oder Basalfibroid rechnet man histologisch zwar zu den gutartigen Geschwülsten. Wegen seiner ungeheuren Wachstumstendenz und wegen seines schrankenlosen Wucherns in benachbarte Gebiete muß man es klinisch als eine recht ernste Erkrankung ansehen. Wir finden diese Geschwulst fast ausschließlich bei Knaben und Jünglingen zwischen dem 10. und 25. Lebensjahr. Die histologischen Formen sind zwar unterschiedlich, sie haben aber alle eine fibröse Struktur mit einer mehr oder weniger reichen Durchsetzung von Gefäßen.

Die Diagnose wird oftmals unschwer zu stellen sein, da die Kranken häufig erst im vorgeschrittenen Stadium der Erkrankung den Arzt aufsuchen bzw. dem Rhinologen überwiesen werden. In weit vorgeschrittenen Fällen finden wir eine komplette Nasenverstopfung und unter Umständen auch eine Verunstaltung des Gesichts. Breitet sich der Tumor vom Rachendach nach unten aus, so drängt er den weichen Gaumen nach vorn oder kommt unterhalb des Gaumensegels zum Vorschein. Spontane Blutungen sind häufig. Bei der hinteren Nasenrachenbesichtigung sehen wir vom Rachendach kommend blaßrote Tumormassen mit spiegelnd glatter Oberfläche. Sie haben ein derbfleischiges Aussehen. Bluten sie bei der digitalen oder Sondenuntersuchung, so ist an der Diagnose kaum zu zweifeln. Das

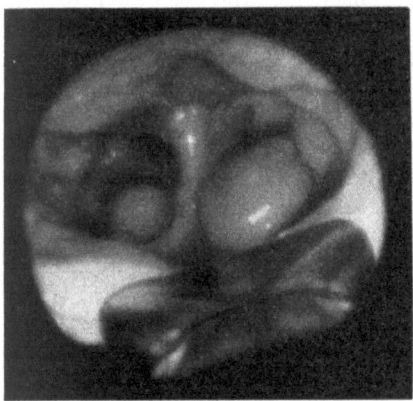

Abb. 25. Fibromatöse Hypertrophie des hinteren Endes der linken unteren Muschel. Derbe, fleischige Konsistenz. Operativ verschlossene Kiefer-Gaumenspalte. Schiefstand des Vomers. Sicht auf die linke Septumfläche. Bursa pharyngea.

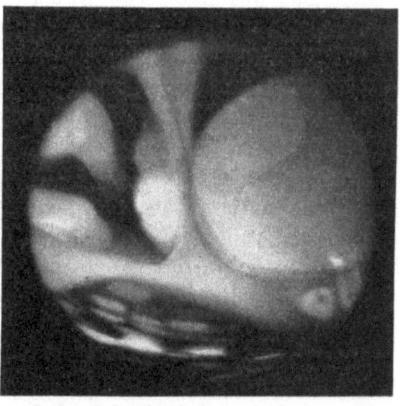

Abb. 26. Choanalpolyp links. Auf dem Boden einer chronischen Sinusitis entwickelte sich ein großer Solitärpolyp, dessen Stiel in die linke Kieferhöhle führt. Zarte Gefäßzeichnungen auf transparenter Oberfläche.

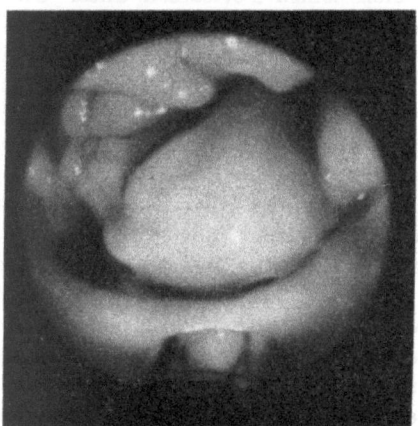

Abb. 27. Sog. Choanalrandpolyp. Ein den Epipharynx fast völlig ausfüllender, derber, fibröser Tumor, der mit einem Stiel am linken oberen Choanalrand sitzt. Histologisch vom Bau des Basalfibroids. Daneben adenoide Wucherungen.

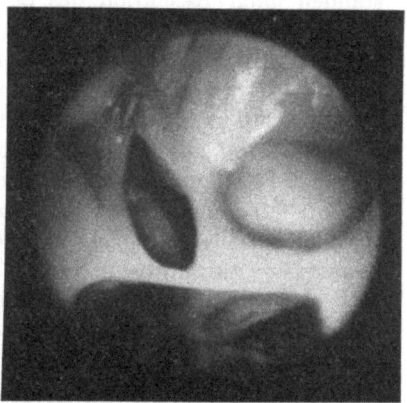

Abb. 28. Nasenrachenfibrom-Basalfibroid. Vom Keilbeinkörper wächst breitbasig ein derber, leicht blutender Tumor, der das Septum oben nach rechts verdrängt und die Choane einengt. Linke Nasenseite von einem Tumorauswuchs ausgefüllt.

gewöhnliche Nasenrachenfibrom sitzt breitbasig auf. Ist ein Stiel nachzuweisen, so kann differentialdiagnostisch ein sog. Choanalrandpolyp in Frage kommen, der, wie das Nasenrachenfibrom, eine derbelastische, fibröse Konsistenz aufweist. Die Abb. 28 zeigt einen Fall eines dem

Rachendach breitbasig aufsitzenden Basalfibroids, das sich hauptsächlich nach vorn zu in die Nase und Nebenhöhlen ausbreitet. Wir sehen einen glattwandigen Tumor, der die Nasenscheidewand oben nach rechts verdrängt und dadurch die rechte Choane mandelförmig verkleinert. In der linken Choane sitzt eine Geschwulstknolle, die sie vollkommen ausfüllt. Die Nasenatmung ist stark behindert. Links leidet der Patient an Schwerhörigkeit infolge Verlegung der Tubenöffnung.

Die selten beobachtete Form eines Choanalrandpolypen ist in eindeutiger Weise in der Abb. 27 dargestellt. Vom linken oberen Choanalrand sieht man einen birnenförmigen, glattwandigen Tumor hängen. Man sieht auch auf dem schwarzweißen Bild, daß seine Konsistenz derbelastisch sein muß, im Gegensatz zu den adenoiden Wucherungen, die sich um die Geschwulst herum gruppieren. Sie haben einen mehr transparenten granulationsartigen Charakter.

Die Behandlung soll darauf ausgehen, die nachweislichen Störungen zu beheben bzw. zu vermindern. Die Vielgestaltigkeit der Nasenrachenfibrome bringt es mit sich, daß sich für die Art des operativen Vorgehens keine allgemein gültigen Regeln aufstellen lassen. Individualisierung ist angebracht. Die *Denker*sche Methode hat sich uns als radikalste am besten bewährt. In Intubationsnarkose eröffnen wir die faciale Kieferhöhlenwand und suchen den Tumor mit allen seinen Fortsätzen unter Umständen nach Resektion des Septums im hinteren Abschnitt, stumpf präparatorisch zu mobilisieren und wenn möglich an seiner Basis, am Keilbeinkörper, scharf abzutrennen. Das Absetzen der häufig bretthartzen Geschwulst erfordert nicht selten eine extreme Kraftaufwendung. Die *Denker*sche Tumorfaßzange leistet dabei recht gute Dienste. Man führt sie vom Mund aus ein und löst bzw. reißt den Tumor durch drehende, ziehende Bewegungen ab. Bei dem letzten Akt der Operation pflegt eine heftige Blutung aufzutreten, die man in den meisten Fällen durch Tamponade allein beherrscht. Der Blutverlust ist nach der Operation durch eine Transfusion aufzufüllen. Kann man einen radikalen Eingriff nicht wagen bzw. nach dem Ausmaß der Geschwulst nicht durchführen, so begnügt man sich mit Palliativmaßnahmen durch Abtragen fibromatösen Gewebes soviel als nötig zur Herstellung einer ausreichenden Atmung. Es kommt darauf an, die Kranken über die Zeit des Körperwachstums hinweg zu bringen.

Die Rückbildung des juvenilen Nasenrachenfibroms nach der Pubertät läßt an hormonale Einflüsse denken. Es wurde Progesteron versuchsweise injiziert, von dem bekannt ist, daß es durch Östron veranlaßte Muskel- und Bindegewebswucherungen in den männlichen Geschlechtsorganen zurückhält. Entgegen aller Erwartung fing der Tumor nach der ersten Dosis rasch zu wachsen an; man ging nun zur Röntgenbestrahlung über, die eine Nekrotisierung bewirkte. Die nekrotischen Stücke wurden mit der Schlinge entfernt, der Rest schrumpfte. Man hält es für möglich, daß die Unterbrechung der Progesteronbehandlung das Tumorgewebe strahlenempfänglicher gemacht haben könnte.

Choanalatresie.

Der membranöse oder knöcherne Verschluß einer oder beider Choanen ist eine angeborene Hemmungsbildung. Die Diagnose macht im Kleinkind- bzw. Säuglingsalter erhebliche Schwierigkeiten. Englischer Autoren zufolge soll gerade die Frühdiagnose etwa im Säuglingsalter und die früh einsetzende Behandlung besonders gute Erfolge haben. Eine indirekte Spiegeluntersuchung wird bei Kleinkindern wohl immer versagen. Wir sind gezwungen, andere Untersuchungsmethoden, beispielsweise die Sondenuntersuchung anzuwenden, um wenigstens zu einer Wahrscheinlichkeitsdiagnose zu gelangen. Die endoskopische Untersuchung schafft sofort Klarheit. Die Abb. 30 zeigt eine rechtsseitige Choanalatresie, die ich nach der *v. Eicken*schen Methode 2 Jahre zuvor operiert habe. Leider kann ich den Ausgangsbefund nicht abbilden. Es handelt sich um eine knöcherne Atresie bei einem 14jährigen Mädchen. Endoskopisch war der eindrucksvolle Befund in allen Einzelheiten gut zu beobachten und im Kolleg zu demonstrieren. Das Mädchen war des öfteren in fachärztlicher Behandlung wegen Behinderung der Nasenatmung. Eine gründliche postrhinoskopische Untersuchung ist offenbar nicht vorgenommen worden, sonst würden unzweckmäßige therapeutische Maßnahmen, wie Nasentropfen und Kopflichtbäder nicht angeordnet worden sein. Man sah im Epipharynx die rechte Choanalöffnung vollkommen verschlossen. Die Schleimhautbekleidung der Verschlußwand war heller als die Umgebung und zeigte im oberen äußeren Quadranten eine grübchenförmige Einziehung. Der knöcherne Verschluß lag nicht in der Choanalebene, sondern war etwas nach vorn gesetzt, besonders im unteren Abschnitt, so daß das hintere Septumende sich auch auf der atretischen Seite gut darstellte. Wir sehen in der Abb. 30 auch auf der linken Seite eine Einengung der Choane von oben her. Eine dünne, feine, halbmondförmige Membran deckt den obersten Teil der Choane zu, so daß die mittlere Muschel nur zum Teil zu sehen ist (vgl. dazu die nebenstehende Abb. 29). Obwohl die einseitige angeborene Nichtöffnung der Choane wesentlich häufiger ist, sieht man auch ab und an Fälle von bilateralem Verschluß. Bei der operativen Öffnung der Choane ging ich folgendermaßen vor: Submuköse Septumresektion in Lokalanästhesie. Die Septumschleimhaut wurde beiderseits bis zum Vomerrand weit nach hinten abgelöst. Resektion der knorpeligen Scheidewand und des Vomers. Es wurde besonders darauf geachtet, das knöcherne Septum dicht am Boden bis weit nach hinten zu entfernen. Die Schleimhaut auf der rechten Seite wurde hinten durchschnitten. Zwischen den langen Branchen des *Killian*schen Spekulums wurde mit langem flachen Meißel die knöcherne Verschlußwand am Boden und seitlich durchschlagen. Nach Entfernung der

Knochensplitter sah man die hintere Rachenwand. Mit schneidenden Stanzen wurde das Loch so weit wie möglich vergrößert. Einlegen eines fingerdicken mit Borvaseline bestrichenen Tampons. Unter postrhinoskopischer Kontrolle sah man den Tampon etwa 1 cm weit durch die neugeschaffene Choanalöffnung im Nasenrachenraum liegen. Der Tampon wurde alle 3 Tage gewechselt. Nach 4 Wochen war die Wunde so verheilt, daß eine weitere Tamponierung nicht mehr erforderlich schien. Eine narbige Kontraktur ist in den 2 Jahren nicht aufgetreten. Die Patientin hat auch auf der rechten Seite nunmehr eine tadellose, freie Nasenatmung.

Bei der Betrachtung des endoskopischen Bildes fällt eine beachtliche Asymmetrie auf. Abgesehen von der wesentlich kleineren, atretisch gewesenen rechten Choane, steht auch das Septum nicht in der Mittellinie. Denken wir uns eine Halbierungslinie durch das Septum gezogen, so ist der Abstand von dieser Halbierungslinie zur rechten vorderen Tubenlippe kleiner als der zur linken Tubenlippe. Ferner fällt ein Unterschied in der Muschelgröße auf, rechts waren die Muschel durch Inaktivität atrophisch, während die Muscheln der linken Seite, abgesehen von einem Schwellungskatarrh, eine kompensatorische (?) Hypertrophie zeigten. Bemerkenswert ist, daß auf der rechten Seite eine vollständige Anosmie besteht, die auch durch die operativ geschaffene Wegsamkeit der rechten Nasenseite nicht behoben wurde.

Sklerom.

Durch den Einsatz von Arbeitskräften aus den besetzten Ostgebieten im Reich erfordert auch das Sklerom eine gesteigerte Aufmerksamkeit. Ohne charakteristische Veränderungen an der äußeren Haut, speziell der äußeren Nase, können die skleromatösen Erscheinungen allein an der Schleimhaut auftreten. Der Lieblingssitz der Entwicklung ist der Nasenrachenraum. Für die Stellung der klinischen Diagnose ist es wichtig, die typische Veränderung zu kennen. Die Choanen werden konzentrisch eingeengt, sowohl von der Nasenscheidewand her als auch von den Tubenwülsten aus. Der Vomer ist häufig auf das mehrfache höckrig und wulstig verbreitert, zeigt aber mitunter auch eine spiegelglatte Oberfläche. In einem späteren Stadium kommt es zu Narbenbildung durch Bindegewebsstränge von den Tubenwülsten und vom Rachendach, die kulissenartig, auch strahlig angeordnet sind. Auf der kranialen Fläche des weichen Gaumens sind die Hauptinfiltrationen lokalisiert, so daß die Choanen auch von unten her eingeengt werden. Die Nasenatmung wird zunehmend behindert bis aufgehoben. Schreitet der Prozeß, speziell der Schrumpfung, weiter fort, so wird durch Verdickung und Starrheit das Velum einschließlich Uvula hochgezogen. Das Segel kann sich bis zur Berührung der hinteren Rachenwand nähern.

Zur Diagnose und Therapie der Erkrankungen des Nasenrachenraums. 103

Im Falle der Abb. 31 handelt es sich um eine etwa 20jährige Ostarbeiterin aus der Gegend von Charkow. Ihre Stimme ist heiser und die

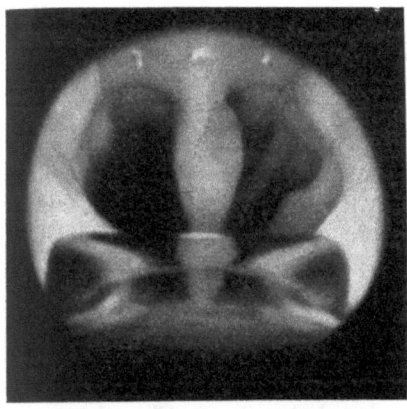

Abb. 29. Choanenbild bei einseitiger Oberkieferresektion wegen Ca. vom Siebbein ausgehend. Die rechte Nasenseite ist von den Muscheln entblößt. Glatte Hypertrophie der hinteren Septumschleimhaut links.

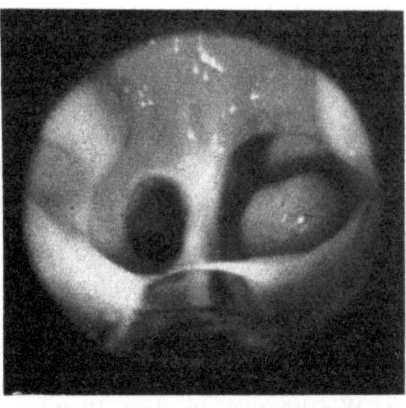

Abb. 30. Knöcherne Choanalatresie rechts. Zustand nach operativer Eröffnung vor 2 Jahren. Asymmetrie der Choanalöffnungen. Auch die linke Choane ist von oben her durch eine sichelförmige Membran eingeengt.

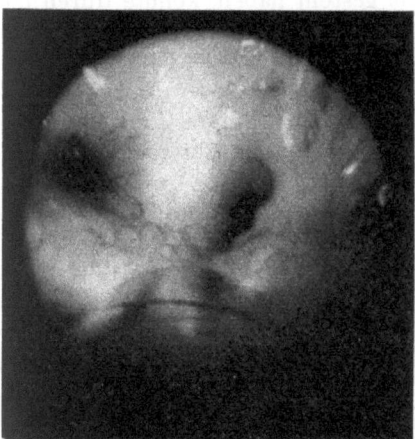

Abb. 31. Sklerom des Nasenrachenraumes. Konzentrische Einengung der Choanen durch mächtige Verbreiterung des Vomers, durch Narbenzüge von den Tuben her und von unten her durch höckrige Tumormassen auf dem weichen Gaumen.

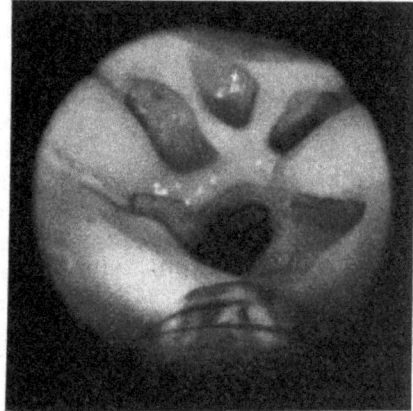

Abb. 32. Lues III. Durch gummösen Zerfall ist das Naseninnere einschließlich Septum zerstört. Sekundäre Narbenbildung hat die Choane zu einem kleinen Loch verengt. Die Tubenlippen sind an dem Prozeß beteiligt. R.-Tubenmündung vollständig verschlossen.

Atmung leicht stridorös. In ihrer Heimat wurde vor 2 Jahren ein Luftröhrenschnitt wegen skleromatöser Veränderungen des Kehlkopfes vorgenommen. Jetzt klagt sie über zunehmende Behinderung der Nasenatmung. Man sieht postrhinoskopisch eine hochgradige Einengung der

Choanen, die durch enorme Verbreiterung des Septums und durch Narbenbildung seitlich von den Tubenwülsten her hervorgerufen wird. An der Velumoberfläche massenhafte, frische, höckerige Tumormassen, die sich auch bis in den hinteren Teil der Nase erstrecken. Leider kann ich hier wegen Raumersparnis nur ein Bild demonstrieren, auf dem hauptsächlich die akuten Veränderungen an der Gaumensegelrückfläche und weniger die Narbenbildung an den Tubenpartien zu sehen sind. Die Probeexcision, die ich von der Hinterfläche des Velums in der Nähe der rechten Tubenmündung entnommen habe, hat folgenden histologischen Befund ergeben (Prof. *Apitz*, Pathologisches Institut, Berlin): ,,Bei der histologischen Untersuchung der Schnitte aus dem Nasenrachenraum findet man in den Gewebsstücken ein zellreiches Gewebe, welches sich durch die Anwesenheit von Plasmazellen, *Russel*schen Körperchen und insbesondere von *Mikulicz*-Zellen auszeichnen. In den Randpartien geschichtetes Plattenepithel ohne auffällige Veränderungen. Diagnose: Rhinosklerom.

Wir können in dem Photogramm den heterogenen Charakter der verschiedenen Entwicklungsstadien, die der Krankheit entspricht, beobachten. Wir sehen, wie verschiedene Prozesse nebeneinander bestehen, die sich nacheinander entwickelt haben. Die Diagnose, die wir hier schon klinisch mit großer Wahrscheinlichkeit gestellt haben, konnte durch die erste Probeexcision auch histologisch sichergestellt werden. Es muß aber darauf aufmerksam gemacht werden, daß man sich bei dem beschriebenen Polymorphismus nicht mit einer einzigen Probeexcision begnügen kann. Bei zweifelhaftem histologischen Befund muß man die Probeentnahme wiederholen. Eine serologische Blutuntersuchung muß man in Zweifelsfällen mit heranziehen.

Es liegt noch nicht in unserer Macht, das Sklerom durch therapeutische Maßnahmen zur Ausheilung zu bringen. Immerhin können wir in noch nicht zu weit vorgeschrittenen Fällen den Prozeß aufhalten. In erster Linie kommt die Röntgenbehandlung in Frage, die bisher die besten Erfolge zeitigt. Bei stark stenosierenden Prozessen wird man durch eine operative Behandlung mit nachfolgender Bougierung dem Patienten Erleichterung verschaffen können. Verwachsungen zwischen dem Nasenrachen und dem Mundrachen sind entweder scharf oder mit dem Kauter zu lösen. Der Erfolg der Röntgenbestrahlung bei unserer Patientin ist recht bemerkenswert.

Lues.

Die tertiäre Lues, das Gumma, kann sich an allen Stellen des Nasenrachenraumes, am Rachendach, an den Tubenwülsten, an den seitlichen Epipharynxpartien und nicht zuletzt an der Rückfläche des weichen Gaumens lokalisieren. Sie zeigt an sich keine Besonderheiten gegenüber den Gummiknoten anderer Schleimhautpartien. Aber ich möchte hier darauf hinweisen, daß die tertiäre Lues sich auch ausschließlich im Nasenrachenraum bilden kann und dort teils Schlingbeschwerden unbestimmter Natur, teils Tuben- und Ohraffektionen hervorrufen kann. Nach dem Vorschlag von *Hoppmann* ist es berechtigt, von einer ,,Syphilis tertiana occulta" des Nasenrachenraumes zu sprechen. *Hajek* schreibt, daß wir mit der Erkenntnis dieses Krankheitsbildes das dringende Postulat aufstellen, in jedem Fall von noch so minimalen Schlingbeschwerden zur Rhinoscopia posterior zu greifen. Es ist noch von Wichtigkeit, daß die Kranken häufig ganz falsch lokalisieren. Sie beziehen alles auf den Hypopharynx, und erst die genaue Postrhinoskopie zeigt, daß es sich um Geschwüre bzw. alte syphilitische Narben mit frischen zerfallenden Herden handelt.

Der Prozeß kann nur bei völliger Mißachtung des laryngo-rhinologischen Untersuchungsprinzips, daß nämlich die oberen Luftwege ein zusammenhängendes Ganzes bilden und daher eine Teiluntersuchung immer unvollständig ist, übersehen werden. *B. Fränkel* schreibt in gleichem Sinne, daß die häufigste Unterlassungssünde in der Vernachlässigung der Inspektion des Nasenrachenraumes besteht. Jede entzündliche Affektion des weichen Gaumens und des Rachens muß auch die Möglichkeit eines gummösen Prozesses im Nasenrachenraum vermuten lassen. Ein feiner gelber Saum in der Umrandung des weichen Gaumens und der Gaumenbögen fordert direkt zu Untersuchung des Nasenrachens auf, da dieser Saum oft der einzig sichtbare Teil der Nasenrachensyphilis ist. Eine gründliche Untersuchung des Nasenrachenraums wird jeden Zweifel beseitigen.

Das Bild des geschwürig zerfallenden Gummiknotens ist allgemein bekannt. Inmitten entzündlicher Umgebung sehen wir einen speckig schmierigen Geschwürsgrund mit tiefen kraterförmigen Rändern. Ein perforierendes Geschwür an der Hinterfläche des Velums verrät sich frühzeitig durch begrenzte Rötung und Schwellung am harten und weichen Gaumen. Die Patientin der Abb. 32 erkrankte an einer isolierten Nasenrachensyphilis, die sich durch keine äußerliche oder in der Mundschleimhaut sichtbare spezifische Veränderung verriet. Wir sehen ein ausgedehntes Narbengebiet am Rachendach. Zwei fleischige gekreuzte Narben befinden sich im Bereich der Rachenmandel und gehen in die Tubenlippen über. Durch Wegschmelzen des hinteren Vomerabschnittes besteht die hintere Choanenöffnung aus einem einzigen narbig verengten Loch. Die rechte Tube ist in ihrem pharyngealen Abschnitt verschlossen. Im Bereich der rechten vorderen Tubenlippe sehen wir einen frischen ulcerativen Prozeß. Rechts besteht eine starke Mittelohrschwerhörigkeit, das Trommelfell ist hochgradig retrahiert. Die Nasenatmung ist seltsamerweise wenig behindert. Die Patientin hatte außer Schwerhörigkeit rechts nur über geringe Schlingbeschwerden zu klagen. Dieses eindrucksvoll veränderte Bild vom Nasenrachenraum mit allen Einzelheiten war nur durch Vorziehen des weichen Gaumens zu betrachten.

Neben der spezifischen Kur bei positivem Serumbefund kommt das Jod als Calium jodatum in Dosen von 2—5 g täglich zur Verabreichung.

Arterio-venöses Aneurysma im Nasenrachen.

Als kasuistischen Beitrag einer seltenen, vielleicht einmaligen Beobachtung eines Befundes im Nasenrachenraum möchte ich den Fall der Abb. 33 bringen. Ein 14jähriger Junge wurde in unserer Klinik vor $2^{1}/_{2}$ Jahren an einem Nasenrachenfibrom nach der *Denker*schen Methode operiert. Der Tumor ließ sich mit seinen Auswüchsen gut luxieren, so daß er total exstirpiert werden konnte. Die Blutung bei der Operation war sehr stark, ein Umstand, der bei der operativen Entfernung eines Basalfibroids nichts Ungewöhnliches ist und den man mit in Kauf nehmen muß. Die Blutung wurde beherrscht. Sie konnte durch feste Tamponade zum Stehen gebracht werden. Eine Nachblutung trat nicht auf. Nach einem normal langen Krankenlager konnte der Patient mit freier Nasenatmung entlassen werden. Die damalige postrhinoskopische Untersuchung ließ bei einem weiten Nasenrachenraum keine Tumormassen mehr erkennen.

Vor 4 Monaten stellte sich der nunmehr 16jährige Patient mit ähnlichen Beschwerden wie vor der Operation wieder ein. Die Nasenatmung war rechts völlig und links teilweise verlegt. Eitrige Sekretion auf beiden Nasenseiten. Bei der postrhinoskopischen Untersuchung fanden wir einen Befund, wie er in der Photographie der Abb. 33 dargestellt ist. Ein etwa taubeneigroßer, bläulich weißer Tumor verlegt den Nasenrachenraum. Man konnte mit einem Wattetupferchen von vorn unter Sicht mit dem Postrhinoskop den Tumor umkreisen und die vermutliche Basis am Nasenrachen abtasten. Da von vorn her der Tumor nicht sichtbar war und die faciale Kieferhöhlenwand von der ersten Operation her gut narbig verschlossen war, entschloß ich mich, den Tumor vom Rachen durch Spaltung des weichen und harten Gaumens anzugehen. Ich operierte am hängenden Kopf in tiefer Chloräthyläthernarkose. Der weiche Gaumen wurde links von der Mittellinie durchschnitten und eine breite Rinne, etwa 2 cm lang, aus dem harten Gaumen ausgestanzt. Man hatte nach dem Beiseitedrängen der Weichteile und durch die Knochenlücke am harten Gaumen einen ausgezeichneten Überblick über den Nasenrachenraum. Man fand zwischen den Tubenwülsten einen, dem Rachendach breitbasig aufsitzenden länglichen, etwa taubeneigroßen, bläulich weißen Tumor, der bei der Palpation schwirrend pulsierte! Bei Punktion mit einer feinen Kanüle aspirierte man hellrotes Blut, ohne daß die Geschwulst kleiner wurde. Bei diesem Befund habe ich die Operation selbstverständlich sofort abgebrochen und die Weichteile darüber vernäht. Die Heilung ging schnell und prompt vonstatten. Nach 3 Tagen war die Sprache und Nahrungsaufnahme wieder normal.

Nach dem Operationsbefund müssen wir annehmen, daß es sich um ein Aneurysma handelt, das sich auf traumatischer Basis durch die vorangegangene erste Operation langsam entwickelt hat. Vielleicht ist dabei ein Ast aus der linken Maxillaris interna verletzt worden, deren Blutung man durch Tamponade zum Stehen gebracht hat. Der noch vorgenommene Versuch, die Diagnose durch eine Arteriographie zu sichern, war unbefriedigend. Nach Freilegung der linken Carotis haben wir ein Kontrastmittel in die Arteria carotis communis eingespritzt. Die Verteilung ging im arteriellen Blutstrom offenbar so schnell vonstatten, daß wir bei der Röntgenaufnahme eine Arterienfüllung oder eine Darstellung des Aneurysmas nicht nachweisen konnten. Es wäre sicher aussichtsreicher gewesen, das Kontrastmittel hoch in die Arteria carotis interna einzuspritzen. Davon haben wir aber Abstand genommen, da aus rein diagnostischen Erwägungen ein zweiter derartiger Eingriff nicht gerechtfertigt erschien. Der Operationsbefund und die mehrfach vorgenommene endoskopische Kontrolluntersuchung läßt die Diagnose als hinlänglich gesichert erscheinen. Die Aufnahme der Abb. 33 wurde nach Ausheilung der Gaumenspaltung gemacht. Man konnte bei längerer Beobachtung durch das Endoskop nunmehr deutlich, die Pulsation durch geringe Kontraktion und Expansion, die rhythmisch im Pulsschlag vor sich ging, feststellen. Wenn der Fall auch als ein Unikum zu gelten hat — im Schrifttum habe ich eine ähnliche Beobachtung bisher nicht nachlesen können — so zeigt er doch, daß es sich verlohnt, den Nasenrachenraum ganz eingehend zu untersuchen. Hätte ich den Patienten permaxillär nachoperiert, so wäre er mir ohne Zweifel in tabula geblieben.

Lupus.

Ebenso wie es ein Erfordernis ist, bei allen Tuberkulösen nicht nur den Mund, Rachen und Kehlkopf zu untersuchen, sondern auch eine genaue Inspektion des Nasenrachenraumes vorzunehmen, nach dessen Befund sich — wie eingangs beschrieben — Prognose und Therapie speziell bei kavernösen Phthysikern richtet, so sollte auch die Untersuchung des Epipharynx bei lupösen Formen nicht vernachlässigt werden. Die lupöse Erkrankung der Nasenrachenschleimhaut kann ohne Mitbeteiligung der äußeren Haut bestehen. Über das Vorkommen des Lupus in der hinteren Nase bzw. Nasenrachenraum sind im Schrifttum nur wenige Aufzeichnungen zu finden. Noch seltener scheint die Beobachtung speziell des floriden Lupus im Nasenrachenraum beobachtet zu sein. Auch *Zöllner* ist der Ansicht, daß man der lupösen Tuberkulose im Nasenrachenraum mehr Aufmerksamkeit zuwenden sollte. Er fand bei 10 Lupuskranken 4mal den Nasenrachenraum durch Lupusnarben verändert. Leider war es ihm nicht gelungen, frische Herde aufzudecken.

Der Lupus zeichnet sich im Gegensatz zur Rachentuberkulose durch einen equisit chronischen Verlauf aus. Es besteht Tendenz zur Narbenbildung, so daß man neben ausgeheilten Stellen bei genauer Betrachtung auch frische Eruptionen sieht. Auf anämischer Schleimhaut stehen

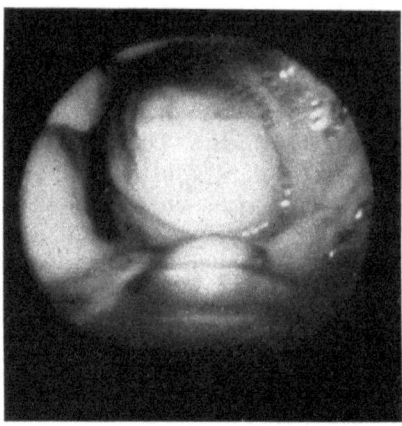

Abb. 33. Arterio-venöses Aneurysma am Rachendach. Blaß bläuliche, pulsierende Geschwulst von glatter Oberfläche. Höchstwahrscheinlich traumatisch nach vorausgegangener Operation eines Basalfibroids entstanden.

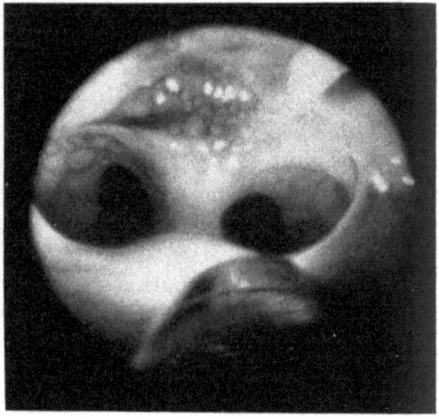

Abb. 34. Primärer Lupus am Rachendach im Bereich der hinteren rechten Muschelenden. Auf blasser Schleimhaut sieht man granulationsartige Polster.

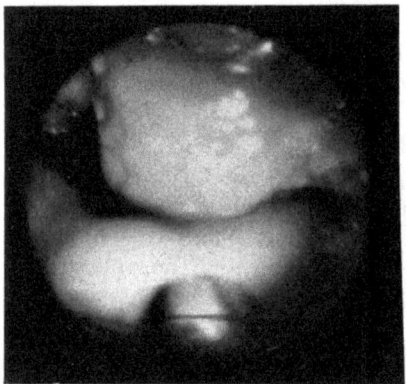

Abb. 35. Lymphogranulomatose im Epipharynx. Blaßroter Tumor mit grobkörniger Oberfläche, sitzt breitbasig am Fornix und verlegt die Nasenatmung. Überraschungsbefund!

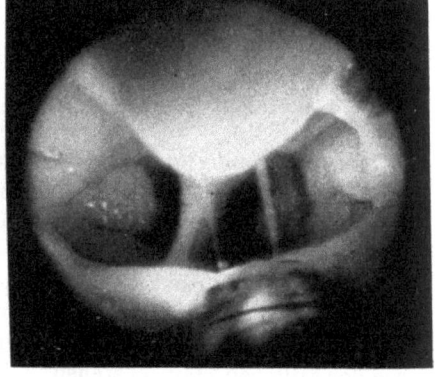

Abb. 36. Cyste im Epipharynx. Genau in der Mittellinie wölbt sich vom Rachendach ein prallelastischer kleinkirschgroßer Tumor. Durch Punktion entleert sich serös-trübes Sekret. Die Cyste behinderte die Atmung und verursachte ein Fremdkörpergefühl.

Knötchen häufig in größeren Gruppen zusammen. Durch schrumpfende Infiltrationen und durch Narbenbildungen kommen Formveränderungen im Rachengebiet vor. Es bilden sich jedoch nur ganz selten Verwachsungen wie bei der Lues oder bei dem Sklerom.

Der Fall der Abb. 34 ist insofern interessant, als die endoskopische Untersuchung des Nasenrachenraumes und der dort erhobene Befund den Weg zur Diagnose einer bis dahin nicht geklärten Veränderung im Kehlkopf wies. Die Patientin ist seit etwa 2 Jahren zunehmend heiser, die Stimmbänder sind leicht gerötet und verdickt im Sinne einer Pachydermie. Die sonst gesunde Frau ist während dieser Zeit mehrfach in halsärztlicher Behandlung gewesen. Es wurde an ein Neoplasma, auch an Lues gedacht. Die Wa.R. war negativ. Die Probeexcision hat man offenbar wegen des relativ harmlosen Befundes unterlassen. Die Lungen waren ebenfalls o. B. Da in letzter Zeit die Atmung leicht stridorös wurde, habe ich die Patientin eingehend untersucht und fand einen Befund im Nasenrachenraum, den die Abb. 34 wiedergibt. Der vordere und mittlere Nasenabschnitt war ohne krankhafte Veränderung. Im hinteren Teil der Nase fand man einige Borken, sonst nichts Auffälliges. Postrhinoskopisch konnte man eine Verengerung der Choanallumina feststellen, die speziell durch Verbreiterung des Septums und durch narbige Schrumpfung des weichen Gaumens von unten verursacht wurde. Die Schleimhaut war auffallend blaß. Zarte Narben und Bindegewebsstränge durchzogen die Schleimhaut des Rachendaches und im Bereich der vorderen Tubenlippen beiderseits. Blaßrote Knötchen, in Gruppen angeordnet, zeigten sich im Bereich der Rachenmandel rechts bis zum Tubenwulst; auch standen im hinteren Abschnitt der Nase vom lateralen Choanalrand bis zum Ansatz der mittleren Muschel dichtgedrängt kleine Knötchen. Die Probeexcision der Knötchen am Rachendach, die unter Sicht bei eingeführtem Instrument mit einer abgebogenen Doppelcurette vom Munde aus vorgenommen wurde, ergab folgende histologische Diagnose: „Mikroskopisch zeigen die übersandten Schnitte von einer Probeexcision unter dem gewucherten Epithel ein chronisches Granulationsgewebe mit darin gelegenen Epitheloidzellen. Herdförmige Bezirke desselben werden vom Epithel umschlossen. Diagnose: Lupus."

Damit fand auch der recht ungewöhnliche Befund an den Stimmbändern seine Aufklärung. Obwohl die Symptome im Larynx (Heiserkeit, Atemnot) die einzigen bei diesem Krankheitsprozeß waren, müssen wir die Erkrankung des Nasenrachens als die primäre ansehen. Die Prognose der lupösen Nasenrachenerkrankung ist gut bis zweifelhaft. Die lokalen und allgemeinen Behandlungsmethoden decken sich völlig mit denen des Larynxlupus. Milchsäureätzung, Galvanokaustik und Curettage.

Lymphogranulomatose.

Das maligne Granulom ist eine relativ häufige, meist Männer im mittleren Lebensalter zwischen 30 und 50 Jahren befallende, überaus bösartige, auf infektiös bakteriotoxischer Basis beruhende Krankheit. Als wahrscheinlichste Infektionsstätte wird neuerdings der Nasenrachenraum angesehen. Sicher spielt bei der Infektion auch ein besonderer Reaktionstypus eine Rolle. Das Lymphogranulom kommt öfter mit Tuberkulose vergesellschaftet vor. Doch ist die Ansicht sicher irrig, daß das Lymphogranulom nur eine besondere Erscheinungsart der Tuberkulose sei. Das klinische Krankheitsbild der Lymphogranulomatose ist außerordentlich vielgestaltig, da es sich in dem lymphatischen Gewebe des ganzen Körpers herdförmig ausbreiten kann. Die Vielgestaltigkeit der Erscheinungsform kann besonders im Anfang der Erkrankung zu Fehldiagnosen führen. Eine seltene Lokalisation eines lymphogranulomatösen Geschwulstgewebes stellt der Fall der Abb. 35 dar. *Gräff* beschreibt einen Fall von malignem Granulom des Rachendachs. Das Keilbein war durch Geschwulstgewebe weitgehend zerstört. Es erfolgte Einbruch mit unförmiger Vergrößerung der Rachentonsille.

In unserem Fall handelt es sich um eine 47 Jahre alte Frau, bei der Ende 1942 Lymphhdrüsenschwellungen auftraten. Die histologische Diagnose der auswärts vorgenommenen Exstirpation von Drüsen am Hals ergab ein Lymphogranulom. Einleitung einer Röntgenstrahlenbehandlung. Nach Beendigung der Bestrahlung haben sich die Lymphdrüsen vollständig zurückgebildet. Die im Mai vorgenommene Nachuntersuchung stellte noch an beiden Halsseiten eine flächenhafte Infiltration, wahrscheinlich von tiefgelegenen Lymphdrüsen, fest. Der klinische Befund sprach eher für einen carcinomatösen Prozeß, da sich die Drüsen so kurz nach der Bestrahlung wieder gebildet haben. Bei der endoskopischen Untersuchung des Nasenrachenraumes wurde im Röntgeninstitut der Charité Berlin ein Tumor im Rachendach festgestellt, der die Choanen vollständig verdeckt. Man glaubt bei diesem Überraschungsbefund zunächst an ein primäres Epipharynxcarcinom, das in die Halslymphdrüsen gestreut hat. Die histologische Untersuchung der Probeexcision hatte folgendes Ergebnis: ,,Die mikroskopische Untersuchung ergibt ein polymorphzelliges Granulomgewebe, in welchem besonders viele eosinophile Zellen neben großen, runden histiocytenähnlichen Elementen auffallen. Richtige *Sternberg*sche Riesenzellen finden sich nicht dabei. Diagnose: ,,Lymphogranulomatose".

Bei Abschluß der Arbeit ist die Bestrahlungsbehandlung noch im Gange, so daß über ein endgültiges Resultat noch nicht berichtet werden kann.

Eine systematische Untersuchung des Epipharynx aller an Lymphogranulomatose Erkrankten könnte einmal den Beweis erbringen, ob diese bösartige Systemerkrankung im Nasenrachen ihren Anfang nimmt. Die Frage, ob es sich in unserem Falle im Nasenrachen um die Erstlingsgeschwulst handelt, bleibt offen. Ebenso berechtigt ist die Annahme, daß es sich um eine Metastase des malignen Granuloms im Gebiet der Rachenmandel handelt.

Maligne Tumoren.

Über die malignen Geschwülste, die nicht ihren primären Sitz im Epipharynx haben, sondern von den Nebenhöhlen oder von der Flügelgaumengrube dorthin durchgebrochen sind, kann ich mich kurz fassen.

Zur Diagnose und Therapie der Erkrankungen des Nasenrachenraums. 111

Es versteht sich von selbst, daß bei diesen krankhaften Veränderungen im Nasenrachenraum eine genaue Besichtigung zu erfolgen hat, um je

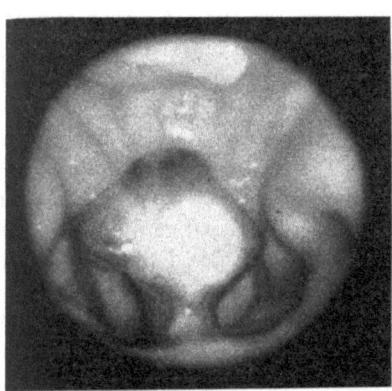

Abb. 37. Primäres Plattenepithel-Ca. vom hinteren Septumrand ausgehend. Keine Drüsenmetastasen. Radikaloperation transseptal. Bisher 2 Jahre rezidivfrei.

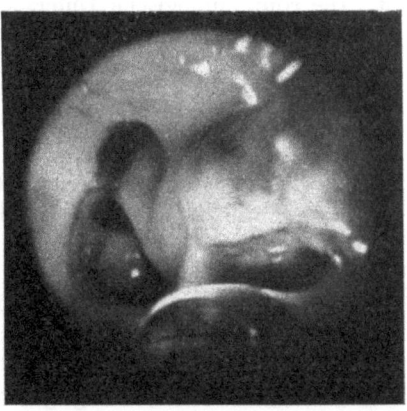

Abb. 38. Adeno-Ca. von den Siebbeinzellen ausgehend. Der Tumor ist durch die linke Choane in den Nasenrachenraum und in die linke Tubengegend durchgewachsen. Durchbruch durch die Lamina cribriformis in beide Stirnlappen.

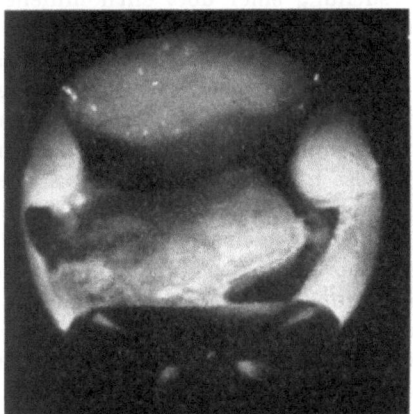

Abb. 39. Sarkom von der rechten Kieferhöhle ausgehend. Ein glatter, walzenförmiger Tumor liegt quer vor beiden Choanen. Seine Basis befindet sich im unteren Teil der rechten Choane.

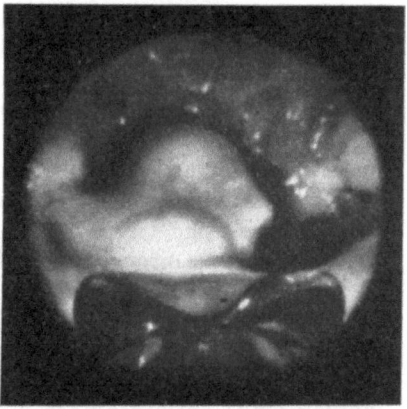

Abb. 40. Metastase eines Hypernephroms. Ein knolliger im Zerfall begriffener Tumor verdeckt die rechte Choane vollständig, die linke nur zum Teil. Histologisch: malignes Hypernephrom.

nach der Lokalisation und dem Ausmaß der Ausbreitung einen entsprechenden Heilplan aufzustellen. Bei diesen bösartigen Geschwülsten werden wir möglichst bald klarzustellen haben, ob der Patient dem Strahlentherapeut zugewiesen werden muß oder ob der Rhino-Chirurg noch operativ eingreifen kann bzw. ob eine kombinierte Behandlung am zweckmäßigsten ist.

Der Fall der Abb. 38 stellt ein Plattenepithelcarcinom der linken Siebbeinzellen dar, das nach hinten in den Epipharynx durchgebrochen ist. Die röntgenologische Untersuchung stellte auch einen Durchbruch in die mittlere Schädelgrube fest. Leider kam der Patient durch eigenes Verschulden erst so spät in ärztliche Behandlung, so daß die Erkrankung als unheilbar angesehen werden mußte. Nach kurzer Zeit kam er auch an einer meningealen Komplikation ad exitum.

Wir sehen in Abb. 39 einen in den Epipharynx durchgebrochenen Tumor eines primären rechtsseitigen Kieferhöhlencarcinoms. Eine dicke, zapfenförmige Geschwulst, die ihre Basis rechts vor der hinteren Tubenlippe hat, liegt quer vor den Choanen. In derartigen Fällen wird die eingehende Untersuchung und die Erfahrung des Facharztes entscheiden, ob noch operiert werden kann. Nebenbei sei bemerkt, daß die Indikation zu einem radikalen operativen Eingriff durchaus nicht einheitlich ist. Der chirurgisch geschulte Rhinologe wird auch über die Nebenhöhlen hinaus die Flügelgaumengrube mit Erfolg operativ angehen.

Der Fall der Abb. 40 zeigt, daß die genaue Untersuchung des Nasenrachenraums das Bestehen ganz entfernt liegender Erkrankungen aufklären kann. Wir sehen hier eine höckrige Geschwulst, die von rechts her sich über die Mittellinie hinaus erstreckt und beide Choanalöffnungen verdeckt. Die mikroskopische Untersuchung einer dort entnommenen Probe ergab, daß es sich um Metastasen eines Hypernephroms handelte.

Die primären bösartigen Geschwülste im Epipharynxgebiet erfordern nun eine ganz besonders gründliche Untersuchung und Durchforschung. Bekanntlich machen die primären malignen Tumoren des Nasenrachenraumes im frühen Beginn keine oder kaum merkliche Erscheinungen. Infolge des flächenhaften Wachstums besteht lange Zeit hindurch keine, die freie Atmung einengende Geschwulst, sondern es sind nur kleine granulationsartige Auflagerungen oder unregelmäßige Schleimhautinfiltrationen zu erkennen. Häufig leiden die Patienten, bevor sich ein Befund im Epipharynx erheben läßt, an ungeklärten Kopfschmerzen. Die malignen Erstlingsgeschwülste dieser Gegend zeigen besondere Neigung, nach oben gegen die Schädelbasis zu wachsen und die basalen Foramina zu durchdringen. Der anhaltende Schmerz steht dann im Vordergrund; entweder nach den Ohren zu, nach den hinteren Nasenpartien oder nach dem lateralen Teil des Pharynx. Bei weiterer Ausdehnung im Bereich der Hirnnervenaustrittsstellen sehen wir Lähmungen, die den Abducens, häufig auch den Trigeminus und auch den Accessorius befallen. Bei diesen Symptomen ist der Tumor in der Umgebung der Tube zu finden. Daher auch die verschiedenen Zeichen von seiten der Ohren, wie Sausen, exsudativer Katarrh und Mittelohrschwerhörigkeit.

Die Wichtigkeit der gründlichen Untersuchung des Nasenrachenraumes in allen Fällen von Augenmuskellähmungen ungeklärter Ätiologie muß unterstrichen werden. Nicht selten kommen Geschwülste des Epipharynx als Ursache dieser Lähmungen in Frage. Die räumliche Nähe der Spitze der Orbita speziell der Fissura orbitalis superior führen zu Alterationen der hier durchtretenden Nerven.

Besondere differentialdiagnostische Schwierigkeiten bereiten jene Epipharynxcarcinome, die sich nur durch ihre Metastasierung im seitlichen Halsgebiet verraten. Die Lymphgefäße des Schlundkopfes bilden ein dichtes Netzwerk. Die für den Nasenrachenraum hauptsächlich in Frage kommenden hinteren Abflußbahnen haben ihr ausgedehntes Quellgebiet am Rachendach und an der seitlichen Pharynxwand. Die an der hinteren Rachenwand median heraustretenden Lymphgefäße ziehen vor dem M. rectus capitis seitwärts zu den mittleren und seitlichen Lymphknoten und hinter den großen Gefäßen und Nerven zu den tiefen Cervicalknoten. Drüsenmetastasen im oberen Halsdreieck, den großen Halsgefäßen aufliegend, haben also ihr Quellgebiet vornehmlich im Nasenrachenraum. Bei großer räumlicher Ausdehnung können jene Drüsenmetastasen gelegentlich auch zum Quellgebiet eines anderen Abschnittes der oberen Luft- und Speisewege gehören. Bei seitlichen Halsdrüsentumoren unklarer Ätiologie sind wir daher gezwungen, nach einem primären Tumor in dem in Frage kommenden Lymphquellgebiet, im Epi-Meso- und Hypopharynx zu suchen. Bemerkenswert ist, daß selbst kaum wahrnehmbare primäre Geschwülste im Schlundkopf in kurzer Zeit zu mächtigen Halstumoren führen können.

Die an einer Halsgeschwulst erkrankten Patienten werden in erster Linie dem Strahlentherapeut zugewiesen. Wegen der häufig unklaren Ätiologie und der teilweise unzureichenden Gründlichkeit der vorausgegangenen Untersuchungen der zuweisenden Ärzte nehmen wir hier eine nochmalige eingehende Untersuchung des Lymphquellgebietes in Zusammenarbeit mit dem Röntgenfacharzt vor, und zwar in Form einer Tumorsprechstunde mit dem Strahlentherapeutischen Institut der Charité (Prof. *Frik*). Neben dem objektiven Befund werden uns anamnestische Daten sowie subjektive Äußerungen von Schmerzen, Druckempfindlichkeit usw. den entzündlichen Charakter einer Halsgeschwulst anzeigen. Hingegen sind maligne Prozesse durch ihre anfängliche Unauffälligkeit gekennzeichnet, die zu keinem bestimmten Krankheitsereignis in Beziehung zu bringen sind. Darin ist ein Grund zu sehen, weshalb der erstaufgesuchte Arzt häufig schon einen recht ausgedehnten Tumor auffindet. Nach unseren Erfahrungen können wir sagen, daß bezüglich der Behandlung indifferenter Halsgeschwülste eine gewisse Ratlosigkeit besteht. Nach anfänglich antiphlogistischen Maßnahmen werden solche Kranken häufig mit kleinen entzündungswidrigen Dosen röntgenbestrahlt, die entweder gar keinen Heilungseffekt zeigen oder bei denen sich nur vorübergehend eine Besserung der Geschwulst bemerkbar macht. Häufig fehlt jede gründliche rhinologische Untersuchung sowie ein histologisches Resultat einer Probeexcision. Durch diesen Zeitverlust wird nicht selten der Kranke in eine Gefahr gebracht, so daß ein sinnvolles therapeutisches Handeln keinen Zweck mehr hat.

Die fortschreitende Untersuchungstechnik des Nasenrachenraumes und die dadurch ermöglichte Klärung der Zusammenhänge zwischen Krebsmetastasen und dem Sitz der Erstlingsgeschwulst im Nasenrachenraum hat auch eine Wandlung der Auffassung über das sog. brachogene Carcinom hervorgerufen. Das von dem Chirurgen *Volkmann* 1882 aufgestellte Krankheitsbild des sog. branchogenen Krebses wurde als primäre Krebsgeschwulst, die im oberen Halsdreieck ihren Sitz hat, aufgefaßt. Er bezeichnete diese Erkrankung als branchogenes Halscarcinom, da er den Ausgangspunkt der krebsigen Entartung in regelwidrig zurückgebliebenen Epithelhaufen der Kiemenfurchen sah. *Oeser* hat sich mit der Frage der branchogenen Tumoren auseinandergesetzt. In seiner Arbeit ,,Das branchogene Carcinom" kommt er zu der Feststellung, daß bei der klinischen Erscheinungsform und dem Krankheitsverlauf auf die Identität des branchogenen Carcinoms mit der Erkrankung der ,,Lymphdrüsenmetastase eines nicht auffindbaren Krebses" (im Epipharynx) geschlossen werden kann. Ein zirkuläres Wandern von Geschwulstzellen im Hals ist eine theoretische Konstruktion, die jeglicher anatomischen Grundlage entbehrt. Das Auftreten von beidseitigen Metastasen beim sog. branchogenen Carcinom findet nun dadurch seine Erklärung, daß ein kleiner, versteckt liegender Krebs im Epipharynx streut, und zwar zuerst in das Lymphgebiet der entsprechenden Seite und später nach dessen Besiedelung auch die Gegenseite. Die Erfahrung der letzten Jahre hat uns gezeigt, daß wir, wenn wir uns bei der Untersuchung alle erdenkliche Mühe geben, einen primären Krebs im Nasenrachenraum frühzeitig erkennen und eine zweckmäßige Röntgenbestrahlung bzw. Radiumapplikation zum Wohle des Kranken durchführen können.

Im folgenden möchte ich einige markante Beispiele von primären bösartigen Geschwülsten des Nasenrachenraumes aus unserem Krankengut zeigen, die einerseits Beweis sein mögen für die zweckmäßige endoskopische Untersuchungsmethode mit dem Postrhinoskop; zum anderen sollen sie aber auch objektiv die Behandlungserfolge, d. h. Bestrahlungserfolge dokumentieren.

Auf Abb. 41 und 42 finden wir ein primäres Carcinom der linken Tubenlippe. Es handelt sich um einen 27jährigen Patienten, der mit Schmerzen im linken Ohr und in der linken Schläfengegend erkrankte. Der linke Backenzahn verursachte leichte Schmerzen, desgleichen verspürte Patient Stechen im linken Ohr. Als Ursache der Schmerzen und der Erkrankung wurde ein kariöser Zahn im linken Oberkiefer vermutet, den man extrahierte. Es trat aber keine Besserung auf. Im Verlauf der nächsten Wochen nahmen die Beschwerden zu. Es traten Schmerzen in der ganzen linken Gesichtsseite, im linken Hinterkopf und im linken

Schlundbereich auf. Häufiges Verschlucken und Speichelfluß. Auch die linke Zungenhälfte war schmerzhaft. Der draußen erhobene ohrenärzt-

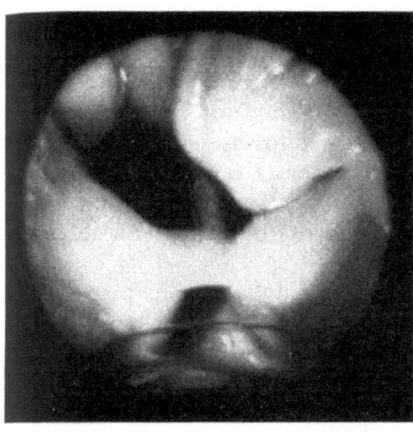

Abb. 41. Sarkom von der linken Tubenlippe ausgehend. Geringe Atembehinderung. Kieferklemme, Zahnabstand $1/2$ cm.

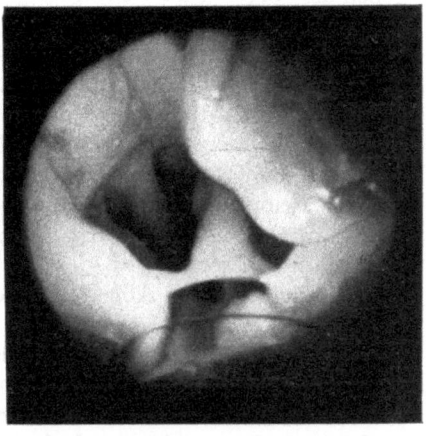

Abb. 42. Derselbe Pat. wie Abb. 41 bei weiterer Entfaltung des weichen Gaumens. Man sieht die rechte Choane ohne Besonderheiten. Die Untersuchung war nur mit Postrhinoskop möglich.

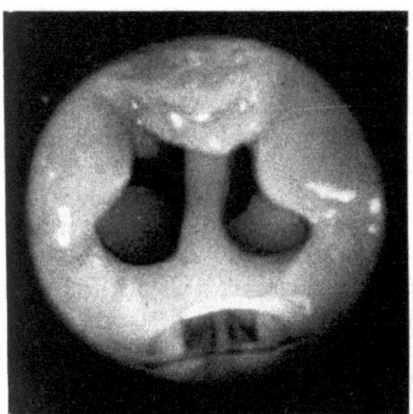

Abb. 43. Lymphosarkom im Epipharynx. Kleinhöckrige Geschwulst im Bereich der Rachenmandel. Glasiges Ödem beider Tubenwülste erheblichen Grades. Primärtumor erst jetzt aufgefunden, obwohl Halsdrüsen verschiedentlich konservativ behandelt.

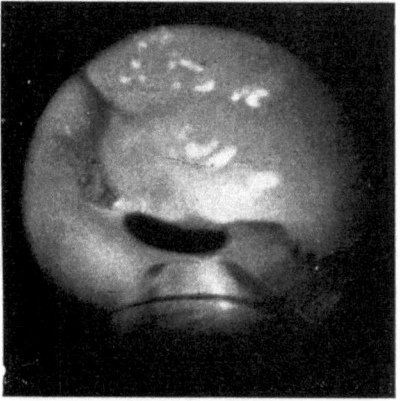

Abb. 44. Primärtumor eines Plattenepithelcarcinoms. Von der rechten Tubengegend und von oben herabreichende höckrige Tumormassen.

liche Befund lautete: Linkes Trommelfell eingezogen, bläulich-blutige Verfärbung im Mittelohr. Hämatom oder Stauung. Rechtes Trommelfell etwas getrübt, eingezogen. Kieferklemme; derbe, nicht abgrenzbare Vorwölbung im Bereich des linken harten Gaumens. Postrhinoskopisch

— soweit beurteilbar — kein besonderer Befund! Der Patient kam dann zur Untersuchung in unsere Klinik. Den postrhinoskopischen Befund geben die obigen Bilder eindrucksvoll wieder. Es handelte sich um einen malignen destruierenden Prozeß, der die Sella und die linke Pyramidenspitze bereits zerstört hatte. Der Patient kam bald ad exitum.

Abb. 43: Lymphosarkom des Epipharynx zu Beginn der Radiumbestrahlung. In der Gegend der Rachenmandel sehen wir einen kleinen höckrigen Tumor. Die Sprache hat einen dumpfen, hohlen Klang. Radiumeinlage 3 × 10 mg für 1 Stunde. Im ganzen 11 Einlagen. Danach ist der Tumor gut zurückgegangen. Bemerkenswert an dieser Abbildung ist die erhebliche Schwellung beider Tubenwülste, die wir als Strahlenreaktion auffassen.

Bei dem Fall der Abb. 44 handelt es sich ebenfalls um ein primäres Carcinom des Nasenrachenraumes. Der Patient ist 52 Jahre alt und erkrankte Ende 1941 an einer Drüsenschwellung der rechten Halsseite. Obwohl angeblich fachärztlich genau untersucht, behandelte man die Halsdrüsen verschiedentlich konservativ. Der Primärtumor im Nasenrachenraum ist erst jetzt aufgefunden und durch Probeexcision gesichert. Vom Nasenlumen ragt ein kirschgroßer, halbkugelig sich vorwölbender Tumor in den Nasenrachenraum hinein. Oberfläche glatt, keine Ulcerationen. Nasenatmung ist auf beiden Seiten verlegt. Die endoskopische Rhinoskopie stellt durch Herunterziehen des weichen Gaumens einwandfrei fest, daß Choanen und Septum nicht vom Tumor befallen sind. Röntgenologisch findet sich kein Anhalt für ein Ergriffensein der Schädelbasis. Beim Beginn der Strahlenbehandlung (September 1942) palpiert man unterhalb des Kieferwinkels beiderseits Lymphdrüsenmetastasen. Radiumeinlage für den Epipharynx täglich 1 Stunde 30 mg in zylinderförmigem Applikator. Im September 1942 sieht man den Tumor weitgehend in Rückbildung, nur noch im oberen Teil des Septums Verdickung mit tumoröser Oberfläche. Bei Abschluß der Behandlung im Dezember 1942 nach 26 Stunden Radiumeinlagen, die sehr gut vertragen wurden, besteht am Rachendach nur noch eine geringe unverdächtige Verdickung.

Die Abb. 45 und 46 stellen ein primäres Epipharynxcarcinom vor und nach der Strahlenbehandlung dar. Bei einer 38jährigen Patientin begann im Frühjahr 1940 eine Knotenbildung im linken oberen Halsdreieck, die von der Patientin als unverschieblich unter der Haut bezeichnet wurde. Später trat dann eine Schwellung der ganzen linken Halsseite auf, die stationär blieb. Anfang März 1941 fand die Patientin auswärts eine Krankenhausaufnahme, wo man die Drüsenschwellung als entzündlich ansah und mit Kurzwellenbestrahlung behandelte. Später wurden 2 Incisionen vorgenommen und aus dem entnommenen Material ein Carcinom diagnostiziert. Die Patientin fand wiederum stationäre Aufnahme, Strahlenbehandlung 2700 r pro Feld tangential. Nach

Zur Diagnose und Therapie der Erkrankungen des Nasenrachenraums. 117

Beendigung intensive Rötung, wäßriger Ausfluß aus der Operationswunde, mutmaßlich Speichelfistel. Drüsentumor nur wenig zurückgegangen. Die Patientin wurde nun im März 1943 in der Strahlenthera-

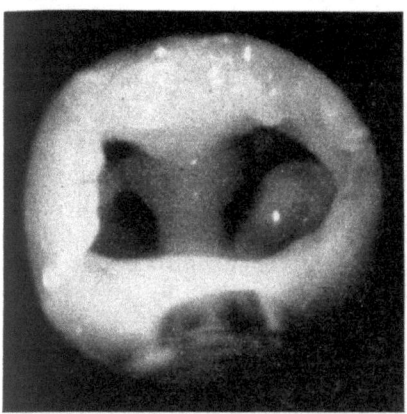

Abb. 45. Plattenepithelcarcinom am Rachendach und an der rechten vorderen Tubenlippe. Flügelartige Verbreiterung am Septum.

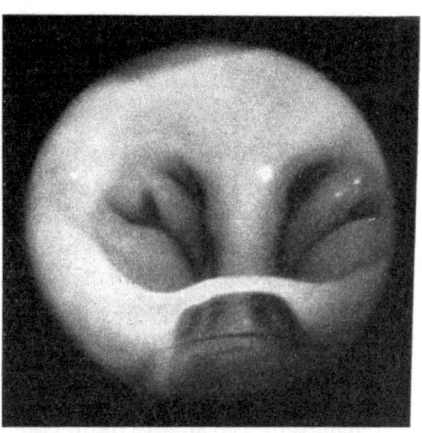

Abb. 46. Derselbe Fall wie Abb. 44. Der Tumor war fast 3 Jahre stumm. Obiges Bild zeigt den Tumor nach beendeter Strahlenbehandlung. Vollständige Rückbildung.

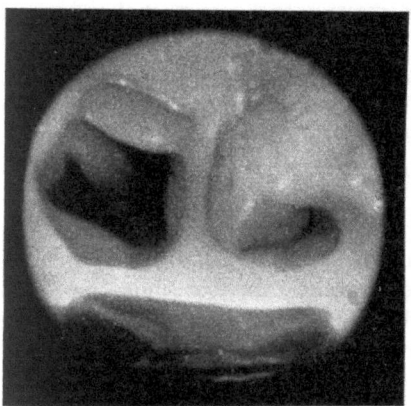

Abb. 47. Plattenepithelcarcinom. Glattwandiger Tumor in der linken Choane bis zur linken Tube reichend. Am oberen Rand der rechten Choane ebenfalls Tumorgewebe.

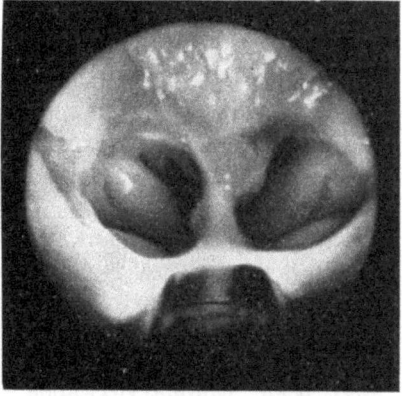

Abb. 48. Zustand nach Beendigung der Bestrahlungsbehandlung. Tumor zurückgebildet. Nur noch kleine granulationsartige Vorwölbung im Septum.

peutischen Klinik der Charité aufgenommen. Der äußere Halsbefund war offenbar unverändert. Da Klagen über Schnupfen bestanden, Inspektion der Nase und des Mundes. Bei der endoskopischen Postrhinoskopie, die nebenbei gesagt, von dem Röntgenfacharzt ausgeführt wurde, sah man den Rachenraum, insbesondere auf der rechten Seite, ausgefüllt durch von oben herabreichende Tumormassen. Es dürfte sich hier um den inzwischen angewachsenen Primärtumor handeln, der bisher stumm war bzw. nicht aufgefunden wurde. Die Röntgenbestrahlung erfolgte von 2 Schläfenfeldern mit je 3000 r. Am 10. 4. 43 war die Strahlenbehandlung beendet. Wir sehen in Abb. 46 die vollständige Rückbildung des Epipharynxtumors. Patientin hat keinerlei Beschwerden mehr.

Einen ganz ähnlichen Tumorbefund im Nasenrachen wies eine 40 Jahre alte Patientin auf. Im August 1942 suchte sie einen Arzt auf, der eine Lymphdrüsenentzündung feststellte und sie mit antiphlogistischen Maßnahmen behandelte. Sie wurde zum Zahnarzt geschickt, der einen unteren Molaren extrahierte. Da auch durch diese Behandlung die Geschwulst nicht zurückging, suchte sie einen Halsfacharzt auf, der einen beginnenden Mandelabsceß rechts feststellte. Er verordnete Prontosiltabletten und schickte sie in ein Röntgeninstitut, wo sie 8 Tiefenbestrahlungen erhielt. Bis Mitte März 1943 wurde in verzettelten Dosen röntgenbestrahlt, ohne daß jedoch die Drüsentumoren darauf reagierten. Sie suchte dann Ostern 1943 wieder einen Hals-Nasen-Ohrenarzt auf, da die Beschwerden beim Schlucken und auch die Behinderung der Nasenatmung stärker geworden sind. Es wurde wiederum ein Mandelabsceß festgestellt und incidiert. Da der Arzt keinen Eiter fand, verordnete er Cibazoltabletten. Ende Mai nun suchte die Patientin unsere Klinik auf. Wir fanden einen fast gleichen Befund wie im Falle der Abb. 45. Das Carcinom war von der rechten Tube infiltrierend in den weichen Gaumen eingewuchert und imponierte bei der Inspektion des Mundes bei flüchtiger Betrachtung als peritonsillärer Absceß. Bedauerlicherweise sind bei dieser Patientin fast 9 Monate therapeutisch ungenutzt verstrichen.

Bei den Abb. 47 und 48 handelt es sich um eine 50 Jahre alte Patientin mit einem Plattenepithel Carcinom im Epipharynx. Bei der Postrhinoskopie wölbt sich die rechte Muschel tumorös vor, ein Ulcus ist nicht zu erkennen. Links zeigt die untere Muschel eine blasige und geschwollene Schleimhaut. Tumor möglich, jedoch nicht sicher. Nach 10 Bestrahlungen (je 2 Stäbchen je 10 mg und Stenzmasse in 60 Min.) im August 1941 beide Epipharynxwände von einem Ödem eingenommen, links stärker als rechts, so daß die Muschel nicht zu sehen ist. Kein eigentlicher Tumor sichtbar. 1 Jahr später fand sich ein gut pflaumengroßer Tumor außerhalb des Ansatzes des Kopfnickers. Sofortige Röntgentherapie, nochmals 5 Radiumeinlagen. Beendigung der Bestrahlung bei 3850 r. Kräftiges Hauterythem, Drüsen bereits etwas zurückgegangen. 26. 9. 42 Fortschreiten des Befundes. Starke ödematöse Schwellung beider Tuben. 27. 10. 42 Tumor einseitig in Rückbildung, so daß er heute gegenüber dem vorspringenden Tubenwulst nicht mehr in einer Ebene liegt. Subjektiv bereits bedeutende Besserung. Die Abb. 47 zeigt nun

Zur Diagnose und Therapie der Erkrankungen des Nasenrachenraums. 119

den Befund vom 24. 11. 42. Der Tumor verlegt das gesamte linke Nasenlumen. Weiterhin Radiumeinlage, außerdem zusätzliche Röntgentiefentherapie von 2 Schläfenfeldern aus. Die Abb. 48 ist der Befund vom

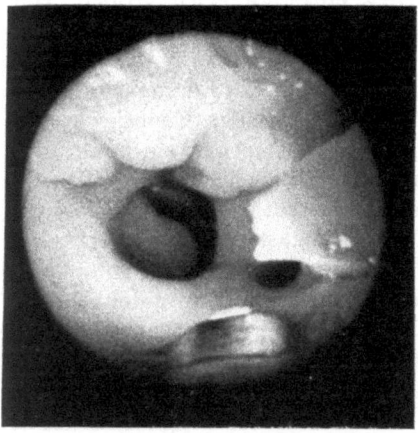

Abb. 49. Plattenepithelcarcinom. Tumor in großer Ausdehnung im Rachendach, der auf die rechte Tubenlippe übergreift.

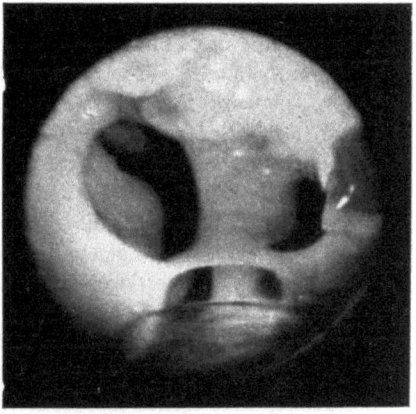

Abb. 50. Wir erkennen hier bei größerer Naheinstellung auch eine tumoröse Verbreiterung des Septums.

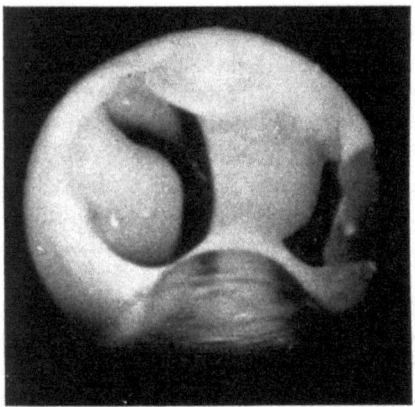

Abb. 51. Derselbe Fall wie Abb. 49 und 50 bei starker Vergrößerung der Septumgegend. Man sieht deutlich die Einengung der linken Choane vom Septum her.

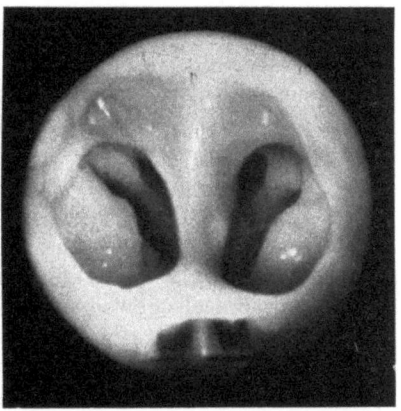

Abb. 52. Derselbe Pat. nach Abschluß der Bestrahlungsbehandlung. Völlige Rückbildung des Carcinoms. Normaler Nasenrachenbefund. Pat. ist beschwerdefrei.

15. 12. 42. Tumor ganz wesentlich zurückgebildet, nur noch kleine höckrige Vorwölbungen am Septum. Die Patientin kann beidseitig wieder gut hören.

Die Abb. 49—52 stellen ein primäres Epipharynxcarcinom in verschiedenen photographischen Einstellungen vor und nach der Bestrahlung dar. Anfang 1941 erkrankte ein 36 Jahre alter Patient mit einer Schwellung einer Lymphdrüse an der linken Halsseite. Im Laufe des nächsten Jahres konservative Behandlung mit Wärmeumschlägen, auch homöopatisch. Ein auswärtiger Chirurg entfernte einen großen Teil einer Drüse. Im Februar 1942 wurde eine Probeexcision der Tonsille vorgenommen mit dem Ergebnis, daß ein entzündliches Gewebe zugrunde läge. Im Sommer 1942 auf Dysbakterie behandelt. Erstmalig kommt der Patient im Oktober 1942 hier zur Untersuchung. Endoskopischer Nasen-Rachenbefund: Am linken Tubenwulst entspringt ein höckriger, sich breit ausdehnender Tumor, der auf das Rachendach übergreift und sich dort bis zur rechten Tubenöffnung ausdehnt. Oberflächlicher, geschwüriger Zerfall. Halbapfelgroße Lymphmetastase links hinter dem Kieferwinkel. Histologisches Ergebnis aus dem Epipharynx: Anaplastisches Plattenepithelcarcinom. Stationäre Aufnahme, Strahlenbehandlung, Radiumeinlage. Am 25. 11. 42 insgesamt 20 Stunden Radiumeinlage, außerdem pro Schläfenfeld 2500 r Drüse am linken Kieferwinkel bis zur Höchstbelastung mit etwa 4700 r bestrahlt. Intensive Rötung der Haut, aber keine Epidermolyse. Kontrolluntersuchung am 29. 1. 43 (s. Abb. 52). Der Patient ist im besten Wohlbefinden. Die Drüse an der linken Halsseite hat sich vollständig zurückgebildet. Postrhinoskopisch ist ein absolut normaler Befund zu erheben.

Zusammenfassung.

Nach einem geschichtlichen Überblick über die Entwicklung der Untersuchungsmethoden des Nasenrachenraumes unter kritischer Betrachtung ihrer Vorzüge und Nachteile wird ein neues endoskopisches Gerät zur Diagnostik und Therapie des Epipharynx in seiner Konstruktion und Anwendungsweise eingehend besprochen. Dem Postrhinoskop dürfte die Aufgabe zufallen, eine Lücke in den bisher gebräuchlichen Untersuchungsmethoden auszufüllen. Es folgt eine zusammenfassende Darstellung der Erkrankungen des Nasenrachenraumes an Hand von postrhinoskopisch gewonnenen Photographien. Besondere Erwähnung finden differentialdiagnostische Schwierigkeiten speziell der bösartigen Geschwülste. Auf Grund mitgeteilter Erfahrungen wird gefordert, dem Nasenrachenraum mehr Aufmerksamkeit zu widmen und ihn so gründlich wie möglich zu untersuchen, wobei das Endoskop die bisher in Gebrauch stehenden Methoden in besonders schwierig gelagerten Fällen ergänzen kann.

Schrifttum.

Bayer, Heinz, G. A.: Z. Hals- usw. Heilk. 45 (1939). — *Citelli, S.:* Pediatr. rio. 46 (1938). — *Eicken, C. von:* Die Untersuchungen der Mund- und Rachenhöhle. Handbuch von *Denker-Kahler,* Bd. I. — *Finder, G.:* Berliner laryngologische Gesellschaft vom 25. Februar 1910. Verhandlungen Bd. 21. — *Flatau:* Passow-Schaefers Beitr. 3, 461 (1910). — *Franke, K.:* Passow-Schaefers Beitr. 8, 284 (1916).

Fürstenberg, A. C.: Surg. etc. **66** (1938). — *Gräff:* Atlas der Erkrankungen der oberen Luftwege 1934. — Verh. dtsch. path. Ges. **82** (1934). — Münch. med. Wschr. **1933**. *Gyergyay, A. v.:* Acta oto-laryng. **27** (1939). — Folgerungen über die Nervenversorgung des Nasenrachens auf Grund von Reizbarkeit und Betäubungsversuchen. Gesellschaftsbericht 1940. — *Hajek, M.:* Syphilis des Nasenrachenraumes. Handbuch von *Denker-Kahler,* Bd. IV. — *Hardy, Guerdan:* Amer. J. Ophthalm. **3** (1940). *Hays, Harold:* Tschr. Laryng. **3**, 222. — *Hünermann, Th.:* Die Geschwülste des Rachens. Handbuch von *Denker-Kahler,* Bd. V. — *Leite, A. Olivé:* Rev. brasil. Ot. etc. **7**, 39. — *Marobbio, Guiseppe.* Bol. Poli. ambul. Ronzoni **11** (1937). — *Mayr, K.:* Arch.Ohren- usw. Heilk. **80**, 192 (1909). — *Meyer, Ed.:* Die Tuberkulose der oberen Luftwege. Handbuch von *Denker-Kahler,* Bd. IV. — *Needles, William:* Zbl. Hals- usw. Heilk. **30** (1937). — *Nowak,* jr., *Frank J.:* Ann. of Otol. **49** (1940). — *Oeser, H.:* Strahlenther. **69** (1941). — Mschr. Krebsbekämpfg **1941**. — *Ricci, B.:* Atti 32. Congr. Soc. ital. Laryng. etc. **2** (1937). — *Richter, H.:* Med. Klin. **1940**. — *Scheier, M.:* Berl. laryng. Ges. 18. März 1910. Verh.-Bd. 21. — *Schulz van Treeck, A.:* Kongreßber. Z. Hals- usw. Heilk. **44** (1938). — *Seiffert, A.:* Arch. Ohren- usw. Heilk. **148**, 1 (1940). — *Streit, Herm.:* Das Sklerom. Handbuch von *Denker-Kahler,* Bd. IV. — *Uffenorde, W.:* Die Verletzungen der Nase und ihrer Nebenhöhlen. Handbuch von *Denker-Kahler,* Bd. III. — *Valentin, Ad.:* Arch. Laryng. **13**, 410 (1913). *Vogel, Klaus:* Rhinitis chronica simplex und hyperplastica. Handbuch von *Denker-Kahler* Bd. II. — *Zarniko, Carl:* Diagnostik der Nasenkrankheiten. Handbuch von *Denker-Kahler,* Bd. I. — *Zaufal, E.:* Arch. Ohrenheilk. **12** (1877). — *Zausch, Fr.:* Die angeborenen Mißbildungen der Nase. Handbuch von *Denker-Kahler,* Bd. II. — *Zöllner:* Z. Hals- usw. Heilk. **46**, 214 (1939). — *Zöllner:* Anatomie, Physiologie, Pathologie und Klinik der Ohrtrompete. Berlin: Springer 1942. — *Zubkus, J.:* Mschr. Ohrenheilk. **71** (1937).

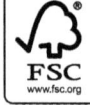

MIX
Papier aus verantwortungsvollen Quellen
Paper from responsible sources
FSC® C105338

If you have any concerns about our products,
you can contact us on
ProductSafety@springernature.com

In case Publisher is established outside the EU,
the EU authorized representative is:
**Springer Nature Customer Service Center GmbH
Europaplatz 3, 69115 Heidelberg, Germany**

Printed by Libri Plureos GmbH
in Hamburg, Germany